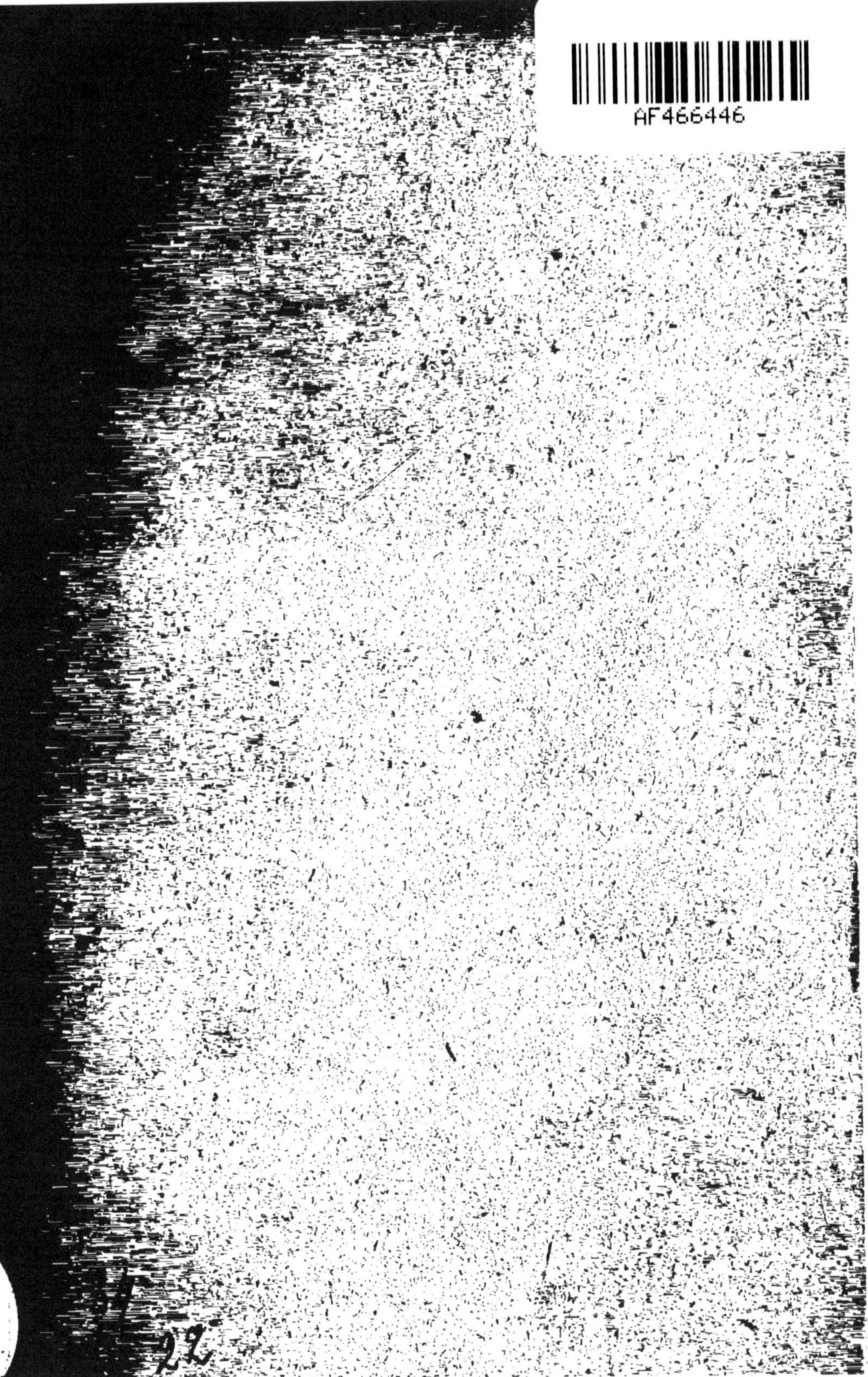

ÉTUDES

D'HYGIÈNE PUBLIQUE

SUR

L'ÉTAT SANITAIRE, LES MALADIES ET LA MORTALITÉ DES ARMÉES

DE TERRE ET DE MER,

PAR J.-CH.-M. BOUDIN,

MÉDECIN EN CHEF DE L'HÔPITAL MILITAIRE DE VERSAILLES.

TOME PREMIER.

PREMIÈRE PARTIE.

Nota. La deuxième partie contiendra le titre et la table des matières.

A PARIS,

J. CORRÉARD, ÉDITEUR D'OUVRAGES MILITAIRES,

RUE DE L'EST, 9.

J. DUMAINE, neveu et successeur de G. Laguionie, rue Dauphine, 36.

B. BEHR, à Berlin.
Joseph BOCCA, à Turin.
J. ISSAKOFF, libraire-éditeur, Commissionnaire officiel de toutes les Bibliothèques des régiments de la Garde Impériale, à Saint-Pétersbourg.
H. BAILLIÈRE, 219, Regent-Street, à Londres.
DOORMAN, à la Haye.
MICHELSEN, à Leipzig.
KAULFUSS, PRADEL et Cie à Vienne.
Casimir MONIER, à Madrid.
VAN CLEEF Frères, à la Haye.

1846

MESURES ANGLAISES

COMPARÉES AUX MESURES FRANÇAISES.

Pour l'intelligence de cet ouvrage, j'ai cru devoir le faire précéder de deux tableaux. Le premier est destiné à faire connaître la valeur métrique des mesures anglaises de longueur, des superficies, de capacité et de poids; le second renferme une comparaison du thermomètre Fahrenheit, usité en Angleterre, avec le thermomètre centigrade, seul usité en France.

MESURES DE LONGUEUR.

ANGLAISES.	FRANÇAISES.	
Pouce (1/36 du yard).	2,539954	centimètres.
Pied (1/3 du yard).	3,0479449	décimètres.
Yard impérial.	0,91438348	mètres.
Fathom (2 yards).	1,82876696	id.
Pole ou perch (5 1/2 yards).	5,02911	id.
Furlong (220 yards).	201,16437	id.
Mille (1760 yards).	1609,3149	id.

MESURES DE SUPERFICIE.

ANGLAISES.	FRANÇAISES.	
Yard carré.	0,836097	mètre carré.
Rod (perche carrée).	25,291939	id.
Rood (1210 yards carrés).	10,116775	ares.
Acre (4840 yards carrés).	0,404671	hectares.

MESURES DE CAPACITÉ.

ANGLAISES.	FRANÇAISES.	
Pint (1/8 de gallon).	0,567932	litres.
Quart (1/4 de gallon).	1,135864	id.
Gallon impérial.	4,54345797	id.
Peck (2 gallons).	9,0869159	id.
Bushel (8 gallons).	36,347664	id.
Sack (3 bushel).	1,09043	hectolitres.
Quarter (8 bushel).	2,907813	id.
Chaldron (12 sacks).	13,08516	id.

POIDS.

(Cette évaluation est faite approximativement.)

ANGLAIS. (Troy).	FRANÇAIS.	
Grain (24e de pennyweight.	0,065	gramme.
Pennyweight (20e d'once).	1,555	id.
Once (12e de livre troy).	31,091	id.
Livre troy impériale.	0,373096	kilogramme.

ANGLAIS. (Avoir du poids).	FRANÇAIS.	
Dram (16e d'once).	1,771	gramme.
Once (16e de la livre).	28,338	id.
Livre avoir du poids impériale.	0,4534	kilogramme.
Quintal (112 livres.)	50,78	id.
Ton (20 quintaux).	1015,65	id.

COMPARAISON

DES THERMOMÈTRES FAHRENHEIT ET CENTIGRADE.

FAHRENH.	CENTIGR.	FAHRENH.	CENTIGR.	FAHRENH.	CENTIGR.
— 4°	— 20°00	33°	0°56	70°	21°11
— 3	— 19,44	34	1,11	71	21,67
— 2	— 18,89	35	1,67	72	22,22
— 1	— 18,33	36	2,22	73	22,78
0	— 17,78	37	2,78	74	23,33
1	— 17,22	38	3,33	75	23,89
2	— 16,67	39	3,89	76	24,44
3	— 16,11	40	4,44	77	25,00
4	— 15,56	41	5,00	78	25,56
5	— 15,00	42	5,56	79	26,11
6	— 14,44	43	6,11	80	26,67
7	— 13,89	44	6,67	81	27,22
8	— 13,33	45	7,22	82	27,78
9	— 12,78	46	7,78	83	28,33
10	— 12,22	47	8,33	84	28,89
11	— 11,67	48	8,89	85	29,44
12	— 11,11	49	9,44	86	30,00
13	— 10,56	50	10,00	87	30,56
14	— 10,00	51	10,56	88	31,11
15	— 9,44	52	11,11	89	31,67
16	— 8,89	53	11,67	90	32,22
17	— 8,33	54	12,22	91	32,78
18	— 7,78	55	12,78	92	33,33
19	— 7,22	56	13,33	93	33,89
20	— 6,67	57	13,89	94	34,44
21	— 6,11	58	14,44	95	35,00
22	— 5,56	59	15,00	96	35,56
23	— 5,00	60	15,56	97	36,11
24	— 4,44	61	16,11	98	36,67
25	— 3,89	62	16,67	99	37,22
26	— 3,33	63	17,22	100	37,78
27	— 2,78	64	17,78	101	38,33
28	— 2,22	65	18,33	102	38,89
29	— 1,67	66	18,89	103	39,44
30	— 1,11	67	19,44	104	40,00
31	— 0,56	68	20,00	105	40,56
32	— 0,00	69	20,56	106	41,11

ÉTUDES
D'HYGIÈNE PUBLIQUE

SUR

L'ÉTAT SANITAIRE, LES MALADIES ET LA MORTALITÉ

DES ARMÉES DE TERRE ET DE MER.

ARMÉE ANGLAISE SERVANT DANS LE ROYAUME-UNI.

(ANGLETERRE, ÉCOSSE ET IRLANDE.)

CHAPITRE PREMIER.

Considérations sur les maladies et la mortalité de l'armée de terre.

Pour apprécier d'une manière exacte l'influence des différents climats sur l'état sanitaire des troupes servant à l'extérieur, il est indispensable de connaître la proportion des malades et des morts, qui pèse sur l'armée pendant son séjour dans la mère-patrie. Dans le rapport sur les *Indes-Occidentales*, précédemment publié, il n'a été fait que des comparaisons partielles avec l'état sanitaire de l'Angleterre; il est donc à désirer que ce point soit déterminé aussi exactement que possible, avant de procéder à l'examen des autres colonies.

Cette partie des recherches présente des difficultés considérables, parce que la plupart des rapports médicaux ne mentionnent que les hommes morts dans les hôpitaux régimentaires, et parlent rarement des militaires morts en congé, ou par des causes accidentelles, lorsqu'il n'y a pas eu

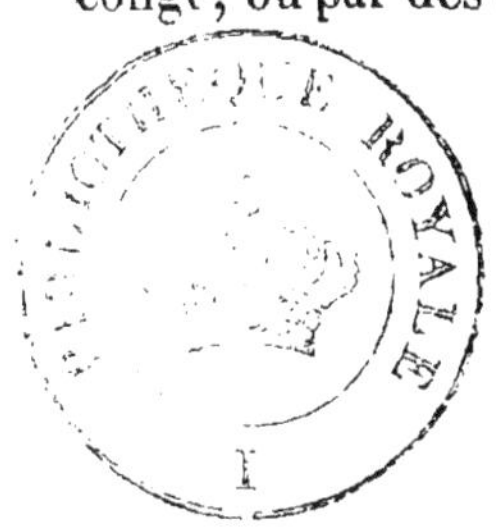

traitement. En outre, beaucoup de militaires attachés à des corps en garnison dans le Royaume-Uni, sont envoyés à Chatham comme convalescents, et, s'ils viennent à y succomber, leur mort ne figure pas dans les états du corps.

Il devient dès lors nécessaire de consulter des documents très-variés pour préciser le chiffre des maladies et de la mortalité parmi les troupes. Il faut premièrement examiner les rapports médicaux de chaque corps, pour connaître le nombre des admissions et des morts dans les hôpitaux des régiments et des détachements, ainsi que les maladies qui les ont occasionnées; secondement, les états de Chatham pour les décès qui y surviennent après traitement; et enfin, les comptes rendus annuels que les corps adressent aux bureaux de la guerre, pour les décès accidentels ou survenus pendant les congés; mais, comme il est impossible d'arriver à des conclusions exactes sans ces derniers renseignements, ce rapport ne pourra comprendre que les sept années écoulées depuis janvier 1830, époque où les états ont été dressés pour la première fois.

Pour obtenir des résultats authentiques, quant à l'influence du climat de l'Angleterre sur la santé d'une réunion d'hommes, il faut non-seulement qu'ils aient résidé continuellement dans le royaume pendant la période à laquelle l'observation se rapporte, mais encore qu'ils n'aient point habité récemment dans des endroits où leur santé aurait pu s'altérer; autrement on courrait le risque d'attribuer au climat de la Grande-Bretagne les suites d'une maladie contractée dans un autre climat. Cette précaution nous oblige à exclure de nos calculs presque toute l'infanterie de ligne, dont les corps quittent rarement le service des colonies pendant plus de quatre ans, période durant laquelle la mortalité est probablement influencée par les maladies dues aux climats où les troupes ont séjourné auparavant. Les échanges d'hommes entre les compagnies servant au dehors, et les compagnies de dépôt restant dans l'intérieur, rendraient encore les rapports sur ces derniers sans valeur pour de semblables recherches, excepté quand il est avéré, comme pour les dépôts des Indes-Occidentales, que le nombre d'hommes qui y revient est trop faible pour affecter la masse des résultats d'une manière notable. Ces diverses circonstances nous ont fait restreindre nos observations principalement aux régiments de cavalerie qui n'ont point quitté le pays durant la période comprise dans ce rapport, et aux troupes de la maison royale dont le service est ordinairement borné à celui de la métropole.

Si la mortalité de ces deux classes de troupes avait été à peu près la même, on aurait pu en faire une seule catégorie; mais on trouve une si frappante disproportion entre les maladies et la mortalité dans la garde à pied et dans la cavalerie royale habitant la même ville, ou même dans tout autre corps de cavalerie occupant d'autres garnisons du royaume, qu'il est devenu nécessaire de distinguer les chiffres fournis par chaque genre de troupes, pour arriver plus promptement à connaître à quelles maladies il faut attribuer cette particularité remarquable.

Ce rapport est donc divisé en plusieurs chapitres; le premier embrasse les détails statistiques et médicaux, qui concernent les dragons de la garde et les dragons de la ligne; le second, ceux qui concernent les gardes à pied seulement; le troisième renferme la cavalerie de la garde et de la maison royale; et nous y avons annexé, dans un but de comparaison, quelques détails sur les maladies et les morts, dans les dépôts des corps d'infanterie qui servent aux Indes-Occidentales. Dans un rapport aussi succinct, il est impossible d'entrer en de minutieux détails sur l'état du casernement et des hôpitaux, sur le régime, le service, etc. Les dispositions varient avec les facilités et les ressources des différentes villes ou stations dans lesquelles les troupes sont en garnison. Le régime alimentaire se règle, en quelque sorte, sur le prix des denrées, puisque la somme dont l'officier commandant peut disposer pour cet usage, est fixée par les règlements actuels à 4 sh. 7 d par semaine pour l'infanterie, et à 5 sh. 1 d par semaine pour la cavalerie. On peut cependant dire en général que la nourriture du soldat consiste en trois quarts de livre de bœuf ou de mouton frais, accommodé en soupe avec des légumes pour le dîner, et une livre de pain avec du café pour le déjeuner. Partout où le séjour permet une augmentation dans l'ordinaire, l'officier commandant peut en faire jouir le soldat s'il le juge convenable.

Le service et la nature du travail varient selon l'arme à laquelle les corps appartiennent, et les circonstances qui réclament leur concours; mais il faut remarquer qu'en général, en Angleterre, les troupes sont rarement employées à un service qui ne soit pas purement militaire ; la fatigue et les travaux, si fréquents dans les colonies, sont ici rarement nécessaires, et, à l'exception peut-être du service de nuit, rien dans les occupations ne semble devoir être préjudiciable à la santé. On peut donc hardiment assurer que le soldat est au moins mieux logé, mieux nourri, et soumis à des travaux moins fatigants, que la masse de la population ouvrière. Les hommes étant soigneusement choisis et, autant qu'on peut s'en assurer, exempts de tout défaut physique lors de l'enrôlement, on pourrait croire, que pendant la paix, où la profession militaire n'offre pas de danger, les maladies et la mortalité parmi les soldats sont moins considérables que chez les hommes restés dans la vie civile. Mais il n'en est point ainsi, comme le prouve l'examen du tableau suivant relatif à l'état sanitaire des dragons de la garde :

ANNÉES.	EFFECTIF.	ADMISSIONS.	MORTS.	PROPORTION sur 1000 hommes d'effectif.	
				ADMIS.	MORTS.
1830	6,402	5,527	61	863	9·5
1831	6,018	6,027	87	1,001	14·4
1832	6,408	5,943	100	927	15·6
1833	6,379	6,301	113	988	19·3
1834	6,261	5,743	84	917	13·4
1835	5,902	4,982	81	844	13·7
1836	(1) 7,241	6,941	101	959	14·
Total pour 7 1/4 années.	44,611	41,464	627	..	..
Moyenne. .	6,166	5,725	87	929	14·

Ce tableau se rapporte seulement aux décès par suite de maladies, tels que nous les font connaître les rapports médicaux et ceux des bureaux de la guerre ; mais pour avoir le total général de la mortalité, il faut y ajouter le tableau suivant des morts par suite d'accident ou de violence, tracé d'après les comptes rendus annuels des officiers généraux.

(1) L'effectif actuel (en 1836) n'est que de 5,793 hommes, mais comme les admissions à l'hôpital ainsi que les décès se rapportent à une période de quinze mois, il fallait ou réduire une proportion correspondant à trois mois, ou augmenter d'un quart le chiffre de l'effectif. Nous avons préféré recourir à ce dernier moyen comme simplifiant le calcul.

ANNÉES.	CAUSE DES DÉCÈS.				
	SUICIDES.	ASSASSINÉS.	NOYÉS.	AUTRES accidents.	TOTAL.
1830	6	..	2	1	9
1831	4	..	3	..	7
1832	5	..	..	1	6
1833	5	2	3	1	11
1834	2	..	2	..	4
1835	6	2	2	2	12
1836	7	..	2	1	10
Total.......	35	4	14	6	59

Cette catégorie de morts s'élève annuellement à 1,3 par mille, ce qui, ajouté à 14 par mille pour les maladies, fait monter la mortalité par toutes sortes de causes à 15,3 par mille annuellement.

On doit faire observer néanmoins que cette estimation est un peu exagérée; car durant deux de ces sept années, le choléra ajouta beaucoup à la mortalité ; la grippe aussi sévit avec plus d'intensité que de coutume en 1833 et 1836, et, indépendamment de ceux qui en moururent, il dut en résulter sans aucun doute des affections pulmonaires, qui plus tard se terminèrent par la mort. Il est très-probable que, dans d'autres années, la proportion de la mortalité parmi cette classe de troupes, serait trouvée plus faible d'environ 2 par mille.

Dans l'armée prussienne la moyenne de la mortalité a été, pendant une période de dix ans, de 1821 à 1830, de 11 7/10 par mille annuellement, proportion inférieure (1) à la mor-

(1) J'ignore quel degré de confiance il est permis d'accorder aux documents suivants que je trouve dans les comptes rendus officiels, pu-

talité de l'armée anglaise, bien que le climat de la Prusse ne soit point aussi favorable à la santé et à la longévité; mais cette armée est entièrement composée de jeunes hommes ayant de 20 à 25 ans, tandis que le soldat anglais est ordinairement au-dessus de cet âge et par conséquent, sujet à un décroissement plus rapide de la vie.

Si l'on rapproche ces résultats de la mortalité de l'armée française, on trouve que, dans cette dernière, pendant une période de six ans, de 1820 à 1826, elle s'est élevée annuellement à 19 5/10 sur mille; mais comme il est possible que la mortalité des corps servant dans les colonies soit comprise dans ce chiffre, la comparaison peut n'être pas exacte.

Il existe une foule de raisons pour que la comparaison de M. le lieutenantc olonel Tulloch ne puisse être rigoureuse; en tête de ces motifs, il faut à mon avis placer le mode complétement différent du recrutement de l'armée dans les deux pays. En effet, en Angleterre où l'armée ne se recrute que par des engagements *dits* volontaires, l'admission du soldat est une opération exclusivement militaire. En France, l'armée se compose en grande majorité d'hommes qui lui sont imposés par les *conseils de révision* dans lesquels domine, comme on sait, l'élément civil. A cette occasion je me bornerai à rappeler le nombre des jeunes soldats et remplaçants qui, de 1834 à 1839, ont obtenu, pour infirmités antérieures à leur admission, des congés de renvoi *au moment de leur mise en activité.*

bliés en 1845 par le gouvernement anglais sous le titre de *Sixth annual report of the registrar general.* D'après ce document, voici quel aurait été, de 1832 à 1838, dans l'armée saxonne, le chiffre des ma-

CLASSES.	FORCE de la portion du contingent.	NOMBRE des hommes qui ont obtenu des congés de renvoi.
1828	59,621	881
1829	59,944	856
1830	79,842	397
1831	79,823	640
1832	79,847	968
1834	33,978	1,168
1835	15,822	580
1836	26,648	621
1837	11,626	286
1838	76,291	605
1839	74,323	424

Ce qui prouve que cette épuration au moment du départ des contingents est loin de débarrasser l'armée des hommes impropres au service, c'est qu'en 1840, le nombre suivant de congés de *renvoi* fut accordé aux militaires des classes ci-dessus désignées, toujours pour infirmités antérieures à leur incorporation :

lades, des convalescents, des réformés et des morts, sur un effectif annuel moyen de 12,533 hommes.

ANNÉES.	NOMBRE des malades.	ENVOYÉS en convalescence.	RÉFORMÉS.	MORTS.
1832	5,188	5,111	120	45
1833	5,861	5,724	87	76
1834	5,172	5,035	94	68
1835	4,390	4,287	77	47
1836	4,552	4,431	53	53
1837	4,914	4,796	81	66
1838	4,344	4,199	63	49
Proportion ann..	4,917	4,798	82	57

CLASSES.	RENVOIS.
1834	142
1835	137
1836	327
1837	526
1838	1,151
1839	498

Je laisse à penser quelles chances de maladies et de mortalité doivent peser sur une armée dans laquelle, plusieurs années après l'admission au service, il reste encore de telles proportions d'hommes impropres, et pour infirmités *antérieures* à leur admission !

Grâce aux commissions militaires instituées il y a deux ans par M. le maréchal duc de Dalmatie, et chargées de prononcer sur l'inaptitude au service des jeunes soldats atteints d'infirmités antérieures à leur incorporation, il faut espérer que le mal sera diminué à l'avenir.

Il est évident qu'avec un meilleur recrutement, et toutes choses étant égales d'ailleurs, l'âge plus jeune de nos soldats devra assurer à notre armée un incontestable avantage sur l'armée anglaise en ce qui touche l'état sanitaire et la mortalité.

Pour comparer la mortalité de l'armée avec celle des hommes de la population civile, il faut connaître l'âge moyen des soldats.

Il résulte d'un document officiel sur l'âge, des dragons de la garde et des dragons de la ligne, qu'à peu près un tiers des hommes est entre 18 et 25 ans, un autre tiers entre 25 et 33 et le troisième tiers entre 33 et 40, à l'exception de quelques jeunes gens au-dessous de 18 ans. On peut donc affirmer que l'âge moyen de cette partie de l'armée anglaise est de 29 à 30 ans.

Or les tables de Carlisle, qui présentent la mortalité la moins considérable pour l'Angleterre, portent les décès annuels à 10 par mille individus de cet âge.

D'après les observations de M. Finlaison, sur la durée de la vie chez les pensionnés de l'État, la proportion de la mortalité est de 13 sur mille individus. Ces deux chiffres donnent une moyenne de 11,5 décès sur 1000.

En comparant ce chiffre avec la mortalité établie par les tableaux précédents, nous voyons que la proportion des morts est au moins d'un tiers plus élevée chez les militaires que dans un nombre égal de civils du même âge, bien que les premiers aient été soigneusement choisis parmi des individus doués, au moins en apparence, d'une constitution robuste et vigoureuse.

Au premier abord, ce résultat paraîtrait indiquer que la profession des armes, même dans les circonstances les plus favorables, est préjudiciable à la santé et à la constitution de ceux qui s'y vouent, et nous aurions continué de rechercher les causes auxquelles il faut attribuer cette influence pernicieuse, si le fait n'était pas à peu près expliqué par la grande différence qu'on remarque entre la mortalité des villes populeuses où les troupes sont en garnison, et qui prédominent dans le royaume, et celle des districts ruraux, sur laquelle on a basé les calculs approximatifs de la durée moyenne de la vie dans la carrière civile.

Cette grande disproportion entre la mortalité des villes et celle des campagnes a été l'objet d'une enquête parlementaire, dans ces dernières années.

Les documents statistiques, publiés par ordre des chambres, établissent que la mortalité des habitants des principales villes de l'Angleterre, arrivés à la fleur de l'âge est d'un tiers plus grande que parmi les populations rurales.

Si donc nous voulons comparer la mortalité de l'armée avec celle qui frappe le reste de la population, il nous faut prendre pour mesure dans la vie civile, non pas la moyenne du royaume entier, mais celle des villes dans lesquelles les troupes sont en garnison, et où l'agglomération considérable des hommes devient funeste à la santé.

Dans beaucoup de cas il a été impossible de se procurer des documents, mais le tableau qui suit donnera un nombre d'exemples suffisant.

Dans les villes mentionnées ci-après, le chiffre des décès annuels a été ainsi établi, sur une moyenne de 1000 individus de chaque âge :

AGES.	D'après les rapports parlementaires de Marshall.									Moyenne de York, Hull, Norwich, Plymouth, Portsmouth et Liverpool.	Glascow, d'après les rapports de la société de statistique.	RAPPORTS, d'après les états de population.	Moyenne générale de toutes ces villes.
	Chester.	Leeds.	Bolton.	Bury.	Preston.	Wigan.	Bradford.	Stockport.	Macclesfield.				
15 à 20	6	7	9	9	8	8	9	9	10	7	8	Non constaté	8
20 » 30	14	17	19	18	19	16	15	18	18	14	12	12	16
30 » 40	15	19	20	18	20	16	15	19	20	15·5	16	17	18
40 » 50	17	23	21	19	22	21	18	24	23	19 5	23	25	21

Ainsi, tandis que la mortalité parmi les dragons est de 15 3/10 sur mille en prenant 30 ans pour âge moyen, celle de la population civile, même en la prenant de 20 à 30 ans, est à raison de 16 sur mille; preuve évidente que l'apparente élévation du chiffre des morts chez les militaires, relativement aux décès de la masse de la population, ne vient pas autant d'une influence nuisible attachée à leur profession, que de la triste nécessité de vivre dans l'atmosphère insalubre des localités populeuses.

Des observations faites récemment tendraient à démontrer qu'il y a aussi une très-grande différence entre la santé et la longévité des habitants des différentes provinces anglaises; chez les habitants du pays de Galles, nord et sud, du Cornouaille et du Devon, du Northumberland et du Cumberland, la mortalité est moins considérable d'un dixième au moins, que dans le pays central. La même remarque est applicable aux Highlands de l'Ecosse; nous ajouterons que peu de troupes sont en garnison dans ces districts plus salubres, mais qu'elles sont concentrées dans les parties les moins saines du royaume, ce qui doit encore élever la moyenne de la mortalité au-dessus de celle de la population du même âge. Toutefois, malgré ces diverses considérations, il est certainement digne d'attention que la mortalité soit si considérable dans une classe d'hommes choisis.

Nous n'avons pas jugé nécessaire de porter nos investigations sur la mortalité relative de l'Angleterre, de l'Ecosse et de l'Irlande; mais il semble ressortir d'une estimation sommaire que les troupes se portent mieux en Ecosse qu'en Angleterre et en Irlande.

Il y a là une question importante d'influence d'élévation de sol. (Voyez à ce sujet le chapitre II de mon *Essai de Géographie Médicale, page* 26, — Paris, 1843.) A l'occasion des judicieuses observations de M. Tulloch, concernant l'influence de la densité de la population sur l'état sanitaire du soldat en garnison, qu'il me soit permis de faire quelques réflexions. Dès mon arrivée à Versailles je fus vivement frappé de la différence de l'état sanitaire de la garnison de cette place, comparé avec celui de la garnison de Marseille, que je venais de quitter, et dont les maladies étaient incomparablement plus nombreuses et plus graves. Il y a plus, je me suis assuré à diverses reprises que ce même contraste se reproduisait entre les divers bataillons des mêmes régiments d'infanterie, répartis entre Versailles et Paris, et toujours, bien entendu, en faveur de la première de ces deux villes qui pourtant ne sont situées qu'à quelques lieues de distance l'une de l'autre.

Telle est l'influence de la densité de la population, que nous la voyons produire des effets de maladies et de mortalité complétement différents dans les divers quartiers d'une même ville. Le tableau suivant relatif à la répartition de la mortalité dans les divers quartiers de Londres, prouvera mieux que ne le feraient tous les raisonnements, avec quel soin il importe de choisir dans les grandes villes les emplacements destinés à recevoir des constructions militaires, hôpitaux ou casernes.

Proportion de la mortalité dans trois groupes de districts de Londres, présentant des degrés variables de densité de population (du 1er juillet au 31 décembre 1839).

DISTRICTS.	YARDS CARRÉS pour chaque habitant.	MORTALITÉ annuelle sur 100.
1er groupe........	83	2,837
2e groupe........	144	2,463
3e groupe........	173	1,933

On voit que la mortalité augmente en raison directe de la densité de la population; que si maintenant nous examinons l'influence de cette densité différente sur deux catégories de maladies qui exercent dans notre armée de grands ravages, la fièvre typhoïde et la phthisie pulmonaire, nous trouvons la mortalité suivante sur 100 habitants de Londres :

DISTRICTS.	FIÈVRE TYPHOÏDE.	PHTHISIE PULMONAIRE.
1er groupe........	0,129	0,424
2e groupe........	0,098	0,406
3e groupe........	0,060	0,332 (1)

Je pense que ces faits parlent un langage assez clair pour me dispenser d'insister.

En continuant notre parallèle de la santé du soldat avec celle du citoyen, nous arrivons à connaître comment les devoirs de la profession militaire dans l'intérieur, rendent les troupes plus sujettes aux maladies que la population civile.

Nous avons vu, par un tableau précédent, que les admissions à l'hôpital se sont élevées, pour les dragons, pendant les sept dernières années, à une moyenne annuelle de 929 sur mille; ce qui peut établir, comme règle générale, que chaque soldat entre à l'hôpital pour maladie ou pour accident, une fois tous les treize mois. Néanmoins, vu le grand nombre d'individus atteints de grippe dans les deux épidémies, cette moyenne doit être au-dessus de la proportion ordinaire.

Le nombre et la durée des maladies de la classe ouvrière ont fréquemment attiré l'attention de la législation britannique; le rapport supplémentaire des commissaires de la factorerie donne les proportions suivantes sur le chiffre des cas de maladies parmi les ouvriers des arsenaux de la ma-

(1) V. *Third annual report of the registrar general*. London, 1841.

rine royale; un grand nombre de ces ouvriers sont beaucoup plus âgés que les soldats de la cavalerie.

STATIONS.	PÉRIODE d'observation.	MOYENNE du nombre d'ouvriers employés annuellement.	MOYENNE du nombre annuel d'ouvriers. malades.	PROPORTION du nombre annuel de malades sur une moyenne de 1000 ouvriers.
Portsmouth......	1830 à 1832	1,980	750	378·
Plymouth.......	1829 » 1831	2,062	715	347·
Sheerness.......	1830 » 1832	474	207	437·
Chatham........	1830 » 1832	1,314	646	492·
Pembroke......	1830 » 1832	446	234	524·
	Total........	6,276	2,552	Moyenne 407

Cette proportion de 407 cas de maladie par an, sur chaque mille ouvriers, est considérée comme plutôt au-dessus qu'au-dessous de la moyenne des maladies parmi les autres classes d'ouvriers répandus dans tout le royaume, quoiqu'on ait exclu de ce calcul les coups et blessures reçus pendant le travail; dans l'arsenal de la marine à Portsmouth, cette seule catégorie se monte annuellement à plus de 150 par mille. On peut supposer que ce chiffre est à peu près le même partout, bien qu'il n'ait pas été indiqué.

Nous devons maintenant expliquer pourquoi le nombre des hommes soumis à un traitement médical est presque du double parmi les dragons que dans la masse de la population dont ils sont une portion choisie. — Cette disproportion frappante est plus apparente que réelle, et vient principalement de ce que chez les soldats chaque indisposition qui demande un traitement, figure comme une admission à l'hôpital, quelque légère qu'elle soit, tandis que chez les ouvriers de la marine, et les ouvriers en général, les cas de maladies ne sont notés que s'ils sont d'une nature sérieuse et s'ils donnent lieu à une impossibilité absolue de travail; la suspension des salaires qui en est une conséquence immédiate, doit réduire considérablement le nombre des absents pour maladies, principal criterium des altérations éventuelles de la santé des ouvriers qui sont employés dans les arsenaux de la marine. Notre explication est fondée sur ce fait : si le nombre des cas de maladies dans les arsenaux de la marine n'est que de 407, les morts montent cependant à 15 par mille ouvriers, c'est-à-dire, 1 sur 27 malades; tandis que chez les dragons, où le nombre des malades s'élève à 929 par mille, les morts ne montent qu'à 14, ou 1 sur 66 malades; ainsi le nombre de cas étant presque du double, les indispositions doivent être beaucoup plus légères dans la seconde classe d'hommes, que dans la première.

Nous comprendrons mieux la justesse de cette conclusion, après l'examen des maladies qui occasionnent l'admission des militaires aux hôpitaux; nous allons les résumer dans le tableau suivant, qui comprend les maladies et la mortalité des dragon sde la garde et de la ligne :

	ADMISSIONS.		MORTS.	
	TOTAL sur la force entière en 7 1/4 ann.	PROPORTION annuelle par 1,000 h. d'effectif.	TOTAL sur la force entière en 7 1/4 ann.	PROPORTION annuelle par 1,000 h. d'effectif.
Fièvres	3,327	75	60	1·4
Fièvres éruptives	117	3	6	·1
Maladies du poumon	6,627	148	345	7·7
— du foie	337	8	19	·4
— gastro-intestin	4,193	94	32	·8
Choléra épidémique	171	4	54	1·2
Maladies cérébrales	293	6	32	·7
Hydropisies	55	1	14	·3
Affections rhumatismales	2,244	50	6	
— vénériennes	8,072	181	2	
Abcès et ulcères	5,950	133	7	
Coups et blessures	5,619	126	12	1·4
Suite de punitions	339	8	..	
Maladies des yeux	867	19	..	
— de la peau	1,311	29	..	
Autres maladies	1,942	44	38	
Total des rapp. médicaux	41,464	929	627	14·
Par suicides, accidents, violences, etc.	..	..	59	1·3
Total	41,464	929	686	15·3

Ainsi, quant aux admissions, il est prouvé que sur un total de 41,464, il n'y en a pas moins de 26,344, ou presque les deux tiers, qui sont causées par des indispositions rarement assez sérieuses pour amener une incapacité de travail dans la vie civile; si la chose était facultative, le soldat ne se soumettrait probablement pas à la réclusion de l'hôpital pour une cause aussi légère. Mais, afin de prendre chaque maladie à sa première période, et de prévenir les graves altérations de la constitution qui résultent trop fréquemment de la négligence, une inspection médicale des troupes a lieu chaque semaine; on y recherche les moindres indispositions, et le soldat indisposé est immédiatement soumis à un traitement.

Cette grande proportion des admissions à l'hôpital se retrouve dans les armées des autres peuples.

En Prusse, par exemple, la proportion moyenne des admissions annuelles serait de 111 pour cent, chiffre considérablement plus élevé que dans l'armée britannique, quoique la mortalité soit moins forte dans l'armée prussienne (1).

Ces renseignements ne peuvent former un document authentique auquel on puisse s'en référer pour établir une comparaison entre les maladies prédominantes dans l'état militaire, et celles qui sont les plus nombreuses dans la vie civile; il y a même une très-grande difficulté à connaître les morts causées par les différentes classes de maladies.

Les bills de mortalité sont de peu de valeur à cet égard; et cela pour deux raisons : ils ne spécifient point avec assez d'exactitude le genre de maladie qui a causé la mort, et ils renferment *tous les âges ;* or pour former une juste comparaison, il est nécessaire que les individus soient pris dans la même période de la vie où se trouvent les troupes. La meilleure règle que nous puissions nous procurer, se trouve dans l'état suivant des morts occasionnées par des maladies parmi les personnes entre 20 et 40 ans, inscrites dans les bureaux de la chancellerie de 1801 à 1832 inclusivement (2). Nous avons disposé ce document d'après les mêmes principes que le tableau précédent, afin qu'on pût comparer les deux résultats.

(1) On comprend que les admissions à l'hôpital, dans notre armée, ne sont pas à comparer avec le même élément dans l'armée anglaise, où tout homme traité à l'infirmerie régimentaire est considéré comme étant à l'hôpital.

(2) Voyez M,Culloch's Statistics of Great Britain, vol. II, p. 598.

CLASSES de maladies.	MALADIES particulières.	NOMS de chaque maladie.	MORTS de chaque classe de maladie.	PROPORTION sur 1,000 personnes assurées, des morts par classe de maladies, annuellement.	PROPORTION sur 1,000 militaires, des morts annuelles par classe de maladie.
Fièvres.....	Fièvre continue commune..............	35	61	1·6	1.4
	Bilieuse..............	6			
	Nerveuse............	6			
	Inflammatoire........	5			
	Putride..............	9			
Fièvr. érupt.	Aucune..............	..	..	..	·1
Maladies de poitrine...	Inflamm. du poumon.	14	122	3·4	7·7
	de poitrine. (chest)....	2			
	Phthisie..........	86			
	Rupt. d'un vaisseau..	12			
	Angine de poitrine....	8			
Maladies du foie.......	Aucune..............	..	10	·3	·4
Maladies de l'estom. et des intest..	Inflamm. des intest...	16	30	·8	·8
	Maladies de l'estomac et indigestion......	11			
	Dyssenterie..........	1			
	Choléra..............	2			
Choléra épidémique..	Aucune..............	..	..	..	1·2
Maladies du cerveau...	Hydrocéphale........	1	58	1·6	·7
	Fièvre cérébrale......	19			
	Epilepsie............	3			
	Apoplexie............	29			
	Paralysie............	6			
Hydropisie..	Hydrothorax.........	4	14	·4	·3
	Autres affections hydropiques.........	10			
Autres maladies.......	Anévrysme...........	1	24	·7	2·7
	Erysipèle............	3			
	Cystite.............	3			
	Goutte..............	2			
	Cancer..............	2			
	Atrophie............	4			
	Maladies anormales ..	9			
Accidents, etc.......	Suicides............	3	12	·3	
	Morts dans les combats	2			
	Accidents............	7			
Total....................			331	9·1	15·3

Cette comparaison, bien que la meilleure que l'on puisse obtenir, est cependant exceptionnelle sur un point important, en ce qu'elle n'indique la mortalité que parmi les classes les plus élevées. Il est vrai que les militaires aussi sont des hommes choisis, et soumis à un examen sévère avant d'être admis au service; mais cet examen n'a trait qu'à des défauts visibles, et non aux maladies héréditaires dont l'existence peut souvent être constatée par les investigations des chefs des compagnies d'assurance.

Quoi qu'il en soit, ce parallèle suffit pour démontrer que les maladies pulmonaires sont les seules, qui pèsent dans une proportion plus considérable sur la troupe, que sur la population civile; le choléra n'ayant sévi sous forme épidémique, que dans la dernière année mentionnée dans les tables d'assurances, il n'y a pas lieu d'établir de comparaison sur cette maladie.

La grande proportion des suicides parmi les militaires mérite une attention particulière. Sur 686 décès, on n'en compte pas moins de 35 dus à cette seule cause, c'est-à-dire plus de 1 sur 20, indépendamment de plusieurs tentatives de suicide non suivies de mort, alors que, parmi les personnes assurées, la proportion des décès de cette nature n'a été que de 1 sur 110. — M. Quételet a formulé ainsi qu'il suit la proportion des suicides dans divers pays.

En France, annuellement,	1	suicide sur	18,000	habitants.
Prusse, —	1	—	14,404	—
Autriche, —	1	—	20,900	—
Russie, —	1	—	49,182	—
Etats de New-York,	1	—	7,797	—
— Boston,	1	—	12,500	—
— Baltimore,	1	—	13,656	—

État de Philadelphie,	1 suicide sur	15,875	habitants.
Dragons de la garde et de ligne.	1 —	1,274	—

Dans les villes renfermant un grand nombre de militaires, la proportion des suicides est plus grande, que dans toute la population du pays. Dans le département de la Seine, par exemple, les suicides ont atteint de 1817 à 1825 une proportion annuelle de 1 sur 2400 habitants.

A Berlin,	de 1813 à 1822,	1 sur 2,941	habitants.
Genève,	de 1820 à 1826,	1 sur 3,900	—
Londres,		1 sur 5,000	—

Il ressort de ce tableau que le suicide est au moins cinq fois plus considérable parmi les militaires de la capitale de Londres, que parmi les habitants civils. Toutefois il ne faut pas perdre de vue que la tendance au suicide se présente rarement avant l'âge de 18 ans, et qu'elle est moins fréquente chez la femme que chez l'homme.

Le suicide a été reconnu être plus fréquent parmi les dragons de la garde et ceux de la ligne, que dans toute autre arme, circonstance qu'il est permis d'attribuer à ce que les individus composant les deux corps dont il s'agit, ont souvent été conduits, par la dissipation, à un enrôlement forcé, qui les a fait déchoir d'une position plus élevée.

INFANTERIE DE LA GARDE.

Les rapports médicaux concernant ce corps de troupe n'étant pas suffisamment détaillés, il nous est impossible de préciser les admissions à l'hôpital ; le tableau suivant n'indiquera donc que la mortalité.

ANNÉES.	EFFECTIF.	DÉCÈS.	PROPORTION des décès sur 1,000 hommes d'effectif.
1830	5,010	88	17·6
1831	4,589	108	23·5
1832	4,959	128	25·8
1833	4,962	98	19·8
1834	4,852	103	21·2
1835	4,524	85	18·8
1836	5,642	135	23·4
Total pour 7 $^1/_4$ années............	34,538	745	..
Moyenne.........	4,764	103	21·6

Ainsi, la mortalité a été de 21,6 sur mille hommes d'effectif annuel, proportion qui excède de moitié celle des dragons de la garde et de la ligne ; cette différence est d'autant plus remarquable que le climat de Londres, bien que certainement beaucoup moins favorable à la santé, que celui des districts ruraux , n'est pas plus insalubre que celui de plusieurs autres villes du royaume, dans lesquelles il y a des garnisons ; la mortalité annuelle moyenne de la population civile de Londres, entre 20 et 40 ans, est au-dessous de 15 sur 1,000, et celle des ouvriers de la compagnie des Indes employés dans la même ville n'est même que de 12 $^1/_2$ sur 1,000 pour les individus du même âge.

Les rapports officiels reproduits dans l'appendice n° 6 dénotent encore, que malgré les fatigues d'un service de nuit très-pénible, la mortalité annuelle n'a été que de 30 décès, sur une moyenne de 3,400 hommes composant le corps de la police de la métropole, ce qui donne une proportion annuelle moindre de 9 décès sur 1,000. Le chiffre des individus réformés pour mauvaise santé a été à peu près le même.

Les maladies qui ont été cause de décès dans l'infanterie de la garde, sont les suivantes :

	NOMBRE des décès.	PROPORTION des décès sur 1,000 hommes d'effectif.
Fièvres	59	1·7
Fièvres éruptives	10	·3
Maladies du poumon	487	14·1
— du foie	2	·1
— de l'estomac et des intestins	24	·7
Choléra épidémique	40	1·2
Maladies du cerveau	37	1·
Hydropisie	18	·5
Maladies autres	47	1·4
Causes inconnues	9	·2
Suicides et accidents	12	·4
Total	745	21·6

On voit par ce tableau que la plus grande mortalité dans l'infanterie de la garde, comparée avec celle des dragons de la garde, dépend entièrement des maladies du poumon.

CAVALERIE DE LA MAISON ROYALE.

(Household cavalry.)

Le tableau suivant résume la mortalité dans cette arme, depuis janvier 1830, jusqu'à mars 1837 inclusivement.

ANNÉES.	EFFECTIF.	MORTS.	PROPORTION des décès sur 1,000 hommes d'effectif.
1830	1,138	24	12·3
1831	1,153	19	16·4
1832	1,218	23	19·
1833	1,202	23	19·
1834	1,198	18	15·
1835	1,217	11	9·
1836	1,521	17	11·2
Total pour 7 1/4 années	8,649	125	..
Moyenne	1,193	17	14·5

On voit que la mortalité de ce corps est au moins de moitié moins grande que dans l'infanterie de la garde, et qu'elle est même un peu inférieure à la mortalité des divers corps de cavalerie stationnés dans le royaume.

Le tableau suivant, indiquant les maladies qui ont été cause de décès parmi la garde ou dans la cavalerie de la maison royale, prouve que les maladies pulmonaires seules donnent lieu à une mortalité plus grande parmi les hommes composant la garde à pied.

	DÉCÈS.	PROPORTION des décès sur 1,000 hommes d'effectif.
Fièvres	14	1·6
Fièvres éruptives	2	·2 1/3
Maladies du poumon	70	8·1
— du foie	4	·5
— de l'estomac et des intestins	2	·2 1/3
Choléra épidémique	11	1·3
Maladies du cerveau	8	·9
Hydropisies	2	·2 1/3
Maladies autres	7	·8
Suicide et accidents	5	·6
Total	125	14·5

La plus grande mortalité par maladie pulmonaire dans la garde à pied ne saurait être attribuée aux fatigues plus grandes du service de nuit, si l'on considère que les troupes de ligne dont un long séjour dans les climats insalubres des tropiques a souvent détérioré profondément la constitution, perdent infiniment moins de monde par maladies du poumon, bien que partageant tous les inconvénients du service de nuit (1).

Nous allons résumer dans le tableau suivant la mortalité annuelle des dépôts des divers corps servant aux Indes Occidentales.

(1) Je me suis longuement étendu, au sujet de l'influence du *séjour antérieur* des troupes sur leur état sanitaire, dans le chapitre V de mon *Essai de Géographie médicale.*

PÉRIODE.	EFFECTIF moyen.	DÉCÈS.	PROPORTION des décès sur 1,000 hommes d'effectif.
Du 1er janv. au 31 décem. 1830....	2,551	35	14·
— — 1831....	2,952	47	16·
— — 1832....	3,511	73	21·
Du 1er janv. 1833 au 31 mars 1834..	4,794	98	20·
Du 1er avril 1834 — 1835..	3,346	50	15·
— 1835 — 1836..	3,462	70	20·
— 1836 — 1837..	2,921	63	21·
Total..............	23,537	436	..
Moyenne..........	3,246	60	18·5

Ainsi, tandis que la mortalité de la garde à pied qui ne sert jamais au dehors, a été de 21,6 sur 1,000 hommes d'effectif, la proportion des décès dans les dépôts des Indes Occidentales n'a été que de 18,5, malgré la détérioration de constitution qui devait peser sur un grand nombre d'individus par suite du séjour aux colonies.

CHAPITRE II.

Proportion des hommes réformés pour infirmités.

En l'absence de renseignements spéciaux sur les causes qui produisent l'impossibilité de servir, nous devons nous borner à constater le nombre des militaires réformés annuellement dans chaque arme comme incapables de tout service ultérieur; nous les avons rangés en trois classes :

1re, au-dessous de 14 ans de service ;
2e, au-dessus de 14 ans, et au-dessous de 21 ans pour l'infanterie ou de 24 pour la cavalerie ;
3e, au-dessus de ces deux périodes de service.

Le nombre des hommes compris dans les deux premières classes servira plus exactement à faire connaître l'étendue de l'incapacité résultant du climat ou du service militaire ; car la troisième classe comprend beaucoup d'individus ayant complété le temps de service ordinairement exigé du soldat ; l'impossibilité de continuer un service actif, est ici plutôt l'effet d'un âge avancé que celui d'nne infirmité. En conséquence de ces considérations, nous avons tiré nos conclusions du nombre de ces deux premières catégories, bien que nous ayons compris également les individus de la troisième dans le tableau suivant :

DURÉE du service.	1850 Dragons de la garde et dragons.	1850 Gardes à pied.	1850 Cavalerie royale.	1851 Dragons de la garde et dragons.	1851 Gardes à pied.	1851 Cavalerie royale.	1852 Dragons de la garde et dragons.	1852 Gardes à pied.	1852 Cavalerie royale.	1853 Dragons de la garde et dragons.	1853 Gardes à pied.	1853 Cavalerie royale.
Au-dessous de 14 ans.	153	79	4	54	42	4	58	91	13	71	107	15
De 14 à 21 ou 24......	38	27	3	46	10	1	56	20	10	50	39	12
Au-dessus de 21 ou 24.	40	8	7	57	2	8	37	23	7	38	74	8
Total........	231	114	14	157	54	13	151	134	30	159	220	35

DURÉE du service.	1834 Dragons de la garde et dragons.	1834 Gardes à pied.	1834 Cavalerie royale.	1835 Dragons de la garde et dragons.	1835 Gardes à pied.	1835 Cavalerie royale.	1836 Dragons de la garde et dragons.	1836 Gardes à pied.	1836 Cavalerie royale.	Total p. 7 1/4 années. Dragons de la garde et dragons.	Total p. 7 1/4 années. Gardes à pied.	Total p. 7 1/4 années. Cavalerie royale.
Au-dessous de 14 ans.	105	96	7	68	76	4	61	136	6	570	627	53
De 14 à 21 ou 24.....	47	42	6	42	34	5	34	48	10	295	220	47
Au-dessus de 21 ou 24.	44	109	11	56	110	11	37	81	4	309	410	56
Total........	196	247	24	166	220	20	132	268	20	1,172	1,257	156

Toutes les recrues réformées pour infirmités, peu de

temps après leur enrôlement, ont été exclues du tableau qui précède; et comme le nombre des hommes qui ont complété l'une ou l'autre de ces trois périodes de service, est à peu près le même parmi les troupes de la maison royale et la cavalerie, il ne nous reste qu'à comparer le nombre des hommes congédiés avec l'effectif, pour obtenir les résultats suivants :

	DRAGONS de la garde et dragons.	GARDES A PIED.	CAVALERIE royale.
	NOMBRE des hommes congédiés annuellement sur 1,000 hommes d'effectif.	NOMBRE des hommes congédiés annuellement sur 1,000 hommes d'effectif.	NOMBRE des hommes congédiés annuellement sur 1,000 hommes d'effectif.
Au-dessous de 14 ans de service.	12·8	18·1	6·1
Au-dessus de 14 et au-dessous de 21 ou de 24.	6·6	6·4	5·5
Au-dessus de 21 ou de 24.	6·9	11·9	6·4
Total.	26·3	36·4	18·

Nous retrouvons dans le chiffre des invalides la même proportion remarquable que présentait le chiffre des morts parmi les gardes à pied; c'est-à-dire qu'il est de moitié plus fort que parmi les corps de cavalerie, et que, comme la mortalité, il porte spécialement sur les individus ayant moins de 14 ans de service. Il est remarquable aussi que, dans la cavalerie royale, qui sert également dans la métropole, le nombre des invalides est à peine le tiers de celui des gardes à pied pour la même période de service.

Le nombre des soldats réformés pour cause d'infirmités, est presque double pour les gardes à pied, de ce qu'il est pour les régiments de la ligne, que ceux-ci soient en garnison dans des lieux salubres ou insalubres, comme on peut le voir par le tableau comparatif suivant :

Nombre d'individus réformés sur 1000 hommes d'effectif.

A la Jamaïque	16
Aux Antilles	24
A Gibraltar	16
A Malte	20
Dans les îles Ioniennes	18
Dans l'Amérique du Nord	19
Infanterie de la garde	36

Comme les hommes de ce dernier corps ne sont point envoyés à Chatham pour y être traités et examinés avant leur réforme, mais après avoir été examinés par l'adjudant général, devant le conseil de Chelsea, et sur un certificat de leur incapacité délivré par les officiers de santé du corps et le premier chirurgien du district, nous ne pouvons donner aucune explication sur la cause d'une si grande augmentation du nombre des réformés depuis 1832, bien qu'il eût été intéressant de la connaître.

CHAPITRE III.

Nombre permanent de malades dans les hôpitaux militaires du Royaume-Uni.

Nous avons résumé dans le tableau suivant, le nombre permanent des maladies parmi les dragons de la garde et ceux de la ligne servant dans le Royaume-Uni.

ANNÉES.	EFFECTIF moyen.	MOYENNE du chiffre permanent des malades.	PROPORTION sur 1,000 hommes d'effectif du nombre permanent de malades.
1830	6,402	229	35
1831	6,018	254	42
1832	6,408	249	39
1833	6,379	237	37
1834	6,261	218	35
1835	5,902	204	35
1836	5,793	218	38
Total......	43,163	1,609	373

Le nombre permanent des malades paraît avoir été de 37 sur 1,000 hommes d'effectif; mais, en tenant compte de quelques omissions dont nous connaissons les causes sans pouvoir y remédier, la moyenne réelle doit être de 40 sur 1,000, proportion qui correspond aux résultats des 24 revues mensuelles de 1823 et de 1824.

Le nombre permanent des malades dans l'armée prussienne, est de 44 sur 1,000, moyenne prise sur 10 années. Ces résultats, combinés avec les informations données plus haut sur le nombre des admissions, doivent nous faire connaître, d'une manière certaine, le temps moyen pendant lequel chaque soldat est malade dans le cours d'une année, et la durée moyenne de chaque maladie : 40 multiplié par 365, donne 14,600 journées de maladie, annuellement pour 1,000 hommes, ou environ 14 1/2 pour chaque soldat. Si 14,600 est divisé par 929, nombre des admissions, le quotient donnera 16 jours comme durée moyenne de chaque maladie.

Nous comparerons maintenant les résultats obtenus relativement au nombre permanent des malades, au nombre annuel de journées de maladie, et à la durée des maladies parmi cette classe de troupes, avec ce qu'on observe parmi la population civile du même âge.

	AGE.	D'APRÈS les états de la société de bienfaisance écossaise.	D'APRÈS les états de la société de bienfaisance anglaise.	RAPPORTS sur les ouvriers de la compagnie des Indes-Occidentales séjournant à Londres.	RAPPORTS sur les ouvriers de l'arsenal de Portsmouth.	RAPPORTS sur les ouvriers de l'arsenal de Wolwich.
Nombre permanent de malades sur 1,000 individus.	20 à 30	11·4	15·4	13·6	19·9	23·4
	30 à 40	13·2	18·3	13·8		
Moyenne des jours de maladie par chaque année.	20 à 30	4·1	5·6	4·02	7·3	8·5
	30 à 40	4·8	6·6	5·06		
Moyenne durée de chaque maladie.	20 à 30	..	..	18·7	13 2	
	30 à 40	..	..	22·6		

Il résulte de là que le nombre proportionnel d'individus en permanence sur la liste des malades, et le nombre de jours de maladie pour chaque individu, sont deux fois, sinon trois fois aussi considérables dans la vie militaire que dans la vie civile ; ce qui vient sans doute de ce que tout individu qui a besoin d'un traitement médical, même pour une cause légère, est porté immédiatement sur la liste des malades quand il s'agit des militaires, et qu'il n'en est pas de même pour les ouvriers. La durée moyenne des maladies est à peu près la même pour les deux classes ; parmi les troupes, chaque maladie dure en moyenne 16 jours ; parmi les ouvriers de l'arsenal maritime de Portsmouth, elle n'est que de 13 jours, mais la différence se trouve compensée par la moyenne des ouvriers de Londres, qui donne de 18 à 22 jours de durée.

Il serait peut-être inutile de chercher à faire des calculs analogues pour les troupes de la maison royale et de l'infanterie, car les rapports médicaux des premiers n'indiquent pas toujours la moyenne journalière des malades, et ceux de l'infanterie comprennent beaucoup d'individus dont la constitution est usée par un long service dans les colonies, et qui sortent rarement de l'hôpital.

Une série d'observations faites sur toutes les troupes de ligne en Irlande, de 1797 à 1828, démontre que le nombre permanent de malades est d'un quart plus considérable dans l'infanterie que dans la cavalerie ; la proportion est de 51 sur 1000 ; et M. Finlaison a calculé, d'après les 24 revues mensuelles de 1823 et 1824, que la proportion du nombre permanent de malades était de 49 3/4 sur mille pour l'infanterie anglaise ; on peut donc prendre 50 comme terme moyen ; mais, pour la raison que nous avons exposée plus haut, ce résultat ne doit pas être entièrement attribué à l'influence du climat de la Grande-Bretagne.

CHAPITRE IV.

Influence de l'âge sur la mortalité.

Si ce genre de recherches est important quand il s'agit des troupes servant dans les colonies, il est indispensable pour celles qui restent dans la mère-patrie, puisque c'est là seulement qu'on peut obtenir un point assuré de comparaison pour apprécier l'influence de l'âge sur la mortalité dans les différents climats.

L'absence de ce document forcerait à recourir aux états de mortalité de la population civile, qui comprennent des individus de tout âge; or, les autorités militaires n'y trouveraient jamais des renseignements aussi satisfaisants que ceux qui pourront être puisés dans les rapports authentiques de plusieurs corps.

Pour suivre la même marche que dans la partie de ce rapport qui traite des maladies des troupes, nous allons examiner séparément la mortalité proportionnelle, observée à différents âges, dans la cavalerie et les troupes de la maison royale.

Le total des morts pour l'arme entière des dragons, y compris les dragons de la garde, a été de 686, depuis le 1er janvier 1830 jusqu'au 31 mars 1837; mais, pour éviter l'embarras des détails, qui pourrait résulter d'une période irrégulière, nous porterons seulement nos investigations sur l'âge des individus morts du 1er janvier 1830 au 31 décembre 1836, période qui comprend 663 décès.

Sur ce nombre on en compte,		au-dessous de 18 ans,	2
—	—	de 18 à 25	219
—	—	de 25 à 33	222
—	—	de 33 à 40	148
—	—	au delà de 40	77
		Total................	663

Ces renseignements ne suffisent pas par eux-mêmes pour déterminer la proportion de la mortalité suivant l'âge; pour l'établir il faut absolument que nous connaissions encore le nombre d'individus vivants de chaque âge; or, on ne peut l'obtenir que par l'examen des rapports faits sur ce sujet et transmis annuellement au ministère de la guerre. Le tableau suivant donnera seulement les résultats généraux de cet immense travail, dont les détails sont consignés dans le tableau n° VII de l'appendice annexé aux documents officiels:

AGE.	EFFECTIF TOTAL des individus de chaque âge d'après les rapports de sept années.	TOTAL des morts à chaque âge, d'après les rapports de sept années.	PROPORTION annuelle des morts sur 1,000 individus de chaque âge.
Au-dessous de 18 ans.	455	2	4·4
de 18 à 25 ans.	15,320	213	13·9
de 25 à 33 ans.	15,919	222	14·
de 33 à 40 ans.	8,549	148	17·3
de 40 et au-dessus.	2,920	78	26·7
Total........	43,163	663	15·3

Ainsi, la proportion de la mortalité augmente progressivement avec l'âge, mais pas aussi rapidement que dans les stations des Indes Occidentales. Le nombre d'individus audessous de 18 ans est néanmoins trop petit pour permettre d'en tirer autre chose qu'une nouvelle preuve à l'appui de l'immunité comparative dont jouissent les individus jeunes, sous le rapport de la mortalité.

En comparant les proportions données par ce tableau avec celles que présente la mortalité aux mêmes âges parmi la population civile des grandes villes de l'Angleterre, proportions qui ont été consignées à la page 13 de ce travail, on trouvera que le nombre des décès suit à peu près la même progression dans les deux catégories d'individus. Cette remarque ne peut cependant pas s'appliquer aux troupes qui séjournent habituellement dans la métropole, comme le prouve le rapport suivant :

INFANTERIE DE LA GARDE.

Comme nous l'avons dit plus haut, ce corps a compté 745 morts du 1er janvier 1830 au 31 mars 1837. Par la même raison que nous avons exposée plus haut pour les dragons, nous restreindrons nos investigations aux décès survenus entre le 1er janvier 1830 et le 31 décembre 1836 et dont le nombre s'élève à 720. Sur ce nombre, la mortalité de chaque âge est ainsi répartie :

AGE.	EFFECTIF TOTAL des individus de chaque âge d'après les rapports de sept années.	TOTAL des morts à chaque âge, d'après les rapports de sept années.	PROPORTION annuelle des morts sur 1,000 individus de chaque âge.
Au-dessous de 18 ans.	490	3	6·1
de 18 à 25 ans....	11,778	263	22·3
de 25 à 33 ans....	12,470	280	22·5
de 33 à 40 ans....	6,637	118	17·7
au-dessus de 40 ans...	2,035	56	27·5
Total.........	33,410	720	21·6

En rapprochant ces résultats de ceux qui ont été donnés dans le premier tableau, on observera cette différence remarquable, que la mortalité frappe l'infanterie de la garde de 18 à 25 ans et de 25 à 33 dans une proportion beaucoup plus forte que les dragons, tandis que, de 33 à 40 ans, la proportion devient à peu près la même pour les deux armes. Ceci peut provenir en grande partie de ce qu'un plus grand nombre de gardes à pied étant réformé annuellement pour infirmités, comme nous l'avons dit, les hommes qui restent dans ce corps au-dessus de 33 ans doivent être comparativement d'une santé meilleure et d'une plus forte constitution que ceux qui restent dans la cavalerie, et par conséquent doivent présenter moins de chances de mort.

Mais, quoiqu'on puisse expliquer de cette manière la réduction de la mortalité entre 33 et 40 ans, à quelle influence attribuerons-nous cette exagération de la mortalité entre 18 et 33 ans, époque de la vie, où, pour les gardes à pied, le nombre des décès est double de celui des dragons, et même de celui de la cavalerie royale qui habite également la métropole? Le nombre d'hommes réformés pour infirmités est également plus considérable pour les gardes à pied au-dessous de 14 ans de service.

La simple influence du climat de la métropole sur les individus de cet âge, ne peut produire une telle particularité qu'on ne retrouve ni dans la population générale de Londres, ni parmi les ouvriers de la compagnie des Indes Orientales, corps nombreux de travailleurs constamment employés à Londres et dont les rapports médicaux sont tenus avec grand soin. Le tableau suivant de la proportion des décès, à différents âges, parmi ces hommes, a été extrait d'une analyse des rapports dont il s'agit (1).

AGE.	DÉCÈS annuels sur 1,000 individus vivants.	
	D'APRÈS les états de mortalité de Londres.	D'APRÈS les rapports de la compagnie des Indes Orientales.
De 20 à 30 ans...........	12·2	8·2
De 30 à 40 ans...........	16·9	14·8
De 40 à 50 ans...........	25·4	24·3

On serait peut-être tenté d'expliquer cette particularité par les fatigues du service de nuit que les gardes à pied ont à subir dans la métropole ; mais, évidemment, si ce service affectait d'une manière funeste la santé des soldats au-dessous de 33 ans, il en serait de même de ceux qui sont au-dessus de cet âge ; et d'ailleurs, nous trouvons dans les rapports du corps de la police de Londres, composé en ma-

(1) Voyez M. Culloch's Statistics of Britain, vol. II, p. 577.

jeure partie d'hommes de cet âge, et qui doit faire un service de nuit beaucoup plus dur, nous trouvons un nombre de décès et de réformes, pour infirmités, de moitié moindre que dans l'infanterie de la garde.

Enfin, les rapports de la cavalerie de la maison royale, qui sert aussi dans la métropole, ne présentent point une mortalité aussi considérable pour cette période de la vie, comme on va le voir par le tableau des décès classés par âge, depuis le 1er janvier 1830 jusqu'au 31 décembre 1836.

AGE.	EFFECTIF TOTAL de chaque âge consignée dans les rapports de sept années.	TOTAL des morts pour chaque âge, d'après les rapports de sept années	PROPORTION annuelle des morts sur 1,000 hommes de chaque âge.
Au-dessous de 18 ans.	119	1	8·4
de 18 à 25 ans.....	2,928	43	14·7
de 25 à 33 ans.....	2,892	34	11·4
de 33 à 40 ans.....	1,836	30	16·3
Au-dessus de 40 ans..	570	13	22·8
Total........	8,345	121	14·5

Ici la proportion des décès augmente progressivement avec l'âge, excepté entre 18 et 25 ans, où elle est un peu plus forte que pour la période suivante. On ne peut guère préjuger, d'après des observations faites sur une si petite échelle, que les résultats donneraient toujours la même progression, comme lorsqu'il s'agit d'une arme entière dont les corps sont répartis dans les diverses garnisons du royaume; cela suffira néanmoins à prouver que la grande mortalité de l'infanterie de la garde, entre 18 et 33 ans, ne se retrouve pas parmi les autres troupes servant dans les mêmes conditions, et qu'elle doit, par conséquent, être attribuée à une cause autre que le climat de la métropole.

Les fréquentes mutations d'hommes qui se font entre les dépôts et les compagnies de guerre, et le peu de temps que les régiments d'infanterie restent dans la mère-patrie, rendraient nulles toutes les conclusions tirées de cette source sur l'influence que l'âge exerce relativement à la mortalité parmi les troupes de ligne dans le Royaume-Uni. Pour se promettre quelque résultat exact d'une semblable investigation, il serait nécessaire d'avoir le même corps sous les yeux pendant une série d'années ; or le service spécial de l'infanterie en Angleterre ne permet pas cette combinaison de circonstances.

CHAPITRE V.

Mortalité parmi les officiers servant dans le Royaume-Uni.

Nous n'avons pas l'intention d'entreprendre de longues recherches à cet égard, parce que les résultats sont tellement susceptibles d'être affectés par la facilité avec laquelle les officiers peuvent disposer de leur commission en cas de mauvaise santé, que malgré l'exactitude des détails, ils ne sauraient donner des conclusions satisfaisantes sur la part d'influence qui revient au climat de la Grande-Bretagne.

Comme beaucoup d'officiers meurent en congé et ne sont point comptés dans les rapports médicaux, nous ne pouvons tirer de cette source nos informations ordinaires, et nous sommes forcés de nous borner à une énumération des décès survenus parmi les officiers des corps servant dans le Royaume Uni, énumération puisée dans l'annuaire de l'armée.

D'après ce document, il est mort de 1826 à 1836 inclusivement, parmi les troupes de la maison royale, des dragons de la garde et des dragons servant dans le Royaume-Uni, 67 officiers.

Le nombre moyen des officiers de ces corps, non compris l'état-major est de 700 individus. Ce qui donne pour les onze années, une proportion annuelle de 9 1/2 par mille, chiffre presque identique à celui que nous avons observé parmi la classe la plus privilégiée des individus enregistrés dans les bureaux de la chancellerie entre 20 et 40 ans.

Durant la même période, il y a eu en moyenne 27 régiments de ligne de service dans la Grande-Bretagne; sur ce nombre, il est mort 110 officiers. Or, le chiffre moyen des officiers de ces corps, en excluant toujours l'état-major, présente un total d'environ 900 personnes, ce qui donne pour ces onze ans une proportion annuelle de 11 décès sur mille.

Nous n'avons pas compris dans ce calcul le trésorier, le quartier-maître ni le chirurgien-major, parce qu'ils sont ordinairement fort au-dessus de l'âge moyen. En effet, pour parvenir à ces divers grades, souvent les officiers ont eu à parcourir une longue carrière militaire, et par conséquent ils ont eu au moins deux fois autant de chances de mort que les officiers des autres catégories. L'âge moyen des autres officiers correspond à peu près à celui des soldats, et, sous ce rapport, il peut offrir un point de comparaison.

CHAPITRE VI.

Influence des saisons sur les maladies et la mortalité des troupes dans le Royaume-Uni.

Il n'existe aucun document établi sur une échelle assez notable pour démontrer quelles sont les saisons qui engendrent le plus de maladies dans ce pays ; le seul moyen qui permette d'évaluer l'étendue de la mortalité consiste dans la comparaison du nombre des décès de chaque mois dans les principales villes du royaume.

Mais les résultats déduits de cette source seront évidemment défectueux, comme terme de comparaison, pour déterminer l'influence des saisons sur la santé des troupes, puisque, dans la vie civile, on comprend les morts des enfants et des vieillards, qui sont extrêmement sensibles aux rigueurs et aux variations atmosphériques de l'hiver, causes dont les hommes dans la force de l'âge ressentent beaucoup moins les effets.

Malgré le peu de chances d'applications pratiques de cette investigation, il est néanmoins très-important de ne point la négliger ; autrement on pourrait attribuer l'insalubrité de certains mois, dans d'autres climats, à des causes locales, quand un examen plus approfondi démontre que la même loi régit les maladies et la mortalité des troupes servant en Angleterre.

Comme les rapports des troupes de la maison royale ne sont point assez détaillés pour répondre à nos intentions, nous ne pouvons considérer que les admissions et les décès, constatés mensuellement pour les dragons de la garde et ceux de la ligne, employés dans toute l'étendue du royaume pendant les sept années de 1830 à 1836 ; en voici un aperçu sommaire :

	TOTAL DES ADMISSIONS.				TOTAL DES MORTS.			
	POUR maladies aiguës.	POUR maladies chroniques.	POUR maladies chirurgicales.	TOTAL des différentes classes de maladies.	PAR maladies aiguës.	PAR maladies chroniques.	PAR malad. chirurg.	TOTAL des morts par les différentes classes de maladies.
Les 7 mois de janv.	1,287	271	1,619	3,177	18	17	2	37
7 février......	1,161	310	1,527	2,998	13	14	4	31
7 mars........	1,085	303	1,634	3,022	21	18	3	42
7 avril........	1,170	280	1,610	3,060	19	26	5	50
7 mai.........	1,336	328	1,866	3,530	31	26	6	63
7 juin	1,274	322	1,824	3,420	21	15	.	36
7 juillet.......	1,333	350	1,893	3,576	24	12	4	40
7 août........	1,628	335	1,877	3,840	29	13	6	48
7 septembre...	1,411	293	1,740	3,441	26	8	4	38
7 octobre.	1,231	323	1,729	3,283	22	13	2	37
7 novembre...	1,071	266	1,588	2,925	20	16	3	39
7 décembre....	1,215	298	1,673	3,186	20	15	3	38
Total.....	15,202	3,679	20,580	39,461	264	193	42	499

Si l'on compare les totaux des admissions avec le total général des rapports médicaux, on ne trouve qu'une différence de 1 pour 100 en moins dans le tableau précédent. Ce sont là manifestement des cas trop insignifiants pour mériter une rectification, et comme leur omission se retrouve vraisemblablement dans tous les mois également, l'exactitude des résultats ne peut en être affectée.

L'omission des décès est considérable. Les rapports médicaux n'ont pas omis moins de 164 morts, presque le quart du nombre mentionné par les rapports du secrétariat de la guerre. Une grande partie de ce nombre omis, concerne les hommes qui sont morts en congé, de maladies chroniques, surtout de phthisie pulmonaire, et ceux qui ont péri accidentellement; peu de ceux qui sont morts de maladies aiguës doivent avoir été omis, car il ne serait pas permis à un militaire atteint de maladie aiguë, de rester hors de l'hôpital, ou de s'en aller en congé. Nous avons donc renfermé nos calculs dans cette catégorie de malades.

Mille admissions ou décès parmi les dragons de la garde et les dragons de la ligne peuvent se répartir ainsi dans les douze mois de l'année.

	ADMISSIONS.	MORTS.
	POUR MALADIES AIGUES.	PAR MALADIES AIGUES.
Janvier	83	68
Février	76	49
Mars	71	80
Avril	77	72
Mai	88	117 (1)
Juin	84	80
Juillet	88	72
Août	107	110
Septembre	93	98
Octobre	81	83
Novembre	70	76
Décembre	80	76
Total	1,000	1,000

(1) Les décès par maladies aiguës, correspondant à mai, se sont élevés de beaucoup au-dessus de la moyenne ordinaire par suite du développement du choléra parmi les troupes, au mois de mai 1833.

Ainsi, malgré le grand nombre de maladies attribuées à la nature variable de ce climat, les maladies sont le moins fréquentes parmi les troupes pendant les jours sombres et brumeux de novembre, et, pendant l'hiver, elles se montrent considérablement au-dessous de la moyenne, quoique le soldat soit alors fort exposé aux rigueurs de la saison par les devoirs de son état; tandis que les mois de juillet, août et septembre, durant lesquels un ciel doux et serein paraîtrait devoir se montrer plus favorable à la santé, présentent le maximum de la proportion. Le même fait se trouve encore plus marqué en Amérique et dans d'autres régions de la zone tempérée du nord.

Les mois d'avril et de mai semblent être particulièrement funestes aux maladies chroniques parmi les troupes anglaises; mais il faut remarquer qu'au moins les neuf dixièmes de ces affections sont des cas de phthisie, et que l'influence du printemps sur l'accélération de la marche de cette maladie a été souvent signalée.

On pourrait supposer que ces résultats sont modifiés par les congés que l'officier commandant a la faculté d'accorder, du premier novembre au 10 mars, jusqu'à concurrence de dix hommes par compagnie, ce qui tendrait à rendre le nombre des individus susceptibles de subir un traitement médical, moins considérable en hiver qu'en été. Mais, peu d'hommes profitent de ce privilége, car, d'après les rapports du dernier mois de janvier, qui peuvent être pris comme une bonne moyenne, seulement 2 1/2 par effectif de cent hommes dans la cavalerie, et le double dans l'infanterie sont en congé à cette époque; or ce nombre est assurément trop faible pour produire au delà d'une fraction de différence dans les résultats du tableau précédent.

L'influence funeste des mois d'automne sur la santé du

soldat se trouve très-bien mise en évidence par les recherches sur la mortalité qui frappe l'armée française dans les divers mois de l'année; il résulte de ces investigations que 17,092 décès, correspondant à sept années, de 1820 à 1827, sont répartis comme il suit :

	MORTS.	PROPORTION sur 1,000 morts.
Janvier	1,402	82
Février	1,334	78
Mars	1,432	84
Avril	1,475	86
Mai	1,450	85
Juin	1,257	73
Juillet	1,279	75
Août	1,607	94
Septembre	1,577	92
Octobre	1,638	96
Novembre	1,381	81
Décembre	1,260	74
Total	17,092	1,000

Ainsi, quelles que soient les causes qui donnent à l'automne ce caractère pernicieux, elles n'agissent pas moins puissamment dans l'armée française que dans l'armée britannique; seulement, leur influence semble commencer un mois plus tard, et se prolonger un mois de plus qu'en Angleterre. Toutefois, ceci pourrait provenir d'une différence dans les périodes qu'embrassent les rapports; si ces derniers sont faits du commencement de chaque mois, les décès classés sous la rubrique d'un mois, seraient ceux du mois précédent; et, s'il n'avait pas été tenu compte de cette circonstance, on trouverait, en faisant la correction nécessaire, une parfaite correspondance dans l'influence des saisons en

France et en Angleterre : c'est-à-dire que juillet, août et septembre, seraient dans les deux pays les plus féconds en maladies, et novembre le mois où l'on en compterait le moins.

M. Quetelet, qui a fixé son attention sur cette particularité de la mortalité parmi les troupes, a fait des recherches pour s'assurer si la même loi s'étendait aux individus du même âge vivant dans la vie civile ; le tableau suivant indique les résultats par lui obtenus, quant à l'influence relative de chaque mois sur la mortalité parmi les personnes âgées de 20 à 40 ans; ils sont fondés sur les tableaux de la population de la Belgique, dont l'exécution est confiée aux soins de ce savant :

AGE.	Janv.	Fév.	Mars.	Avril.	Mai.	Juin.	Juill.	Août.	Sept.	Oct.	Nov.	Déc.
20 à 25...	0·97	1·00	1·09	1·92	1·09	0·96	0·90	0·02	0·96	0·95	1·05	1·11
25 à 30...	1·05	1·04	1·11	1·06	1·02	1·02	0·91	0·96	0·95	0·93	0·97	0·97
30 à 40...	1·11	1·13	1·11	1·04	0·99	0·92	0·85	0·94	0·99	0·95	0·94	1·05

Comme ces divers âges correspondent à la moyenne de l'âge du soldat anglais, il paraît que les mois d'automne au lieu d'être, comme dans l'armée, les plus insalubres, sont tout le contraire dans la vie civile. Si donc, nous trouvons ce caractère de l'automne de plus en plus prononcé parmi les troupes servant aux colonies, nous ne devons pas attribuer ce fait à une simple influence de climat, mais plutôt à l'action d'une cause générale affectant la santé des troupes sous toutes les latitudes au nord de l'Equateur.

COMMANDEMENT MILITAIRE

DE LA MÉDITERRANÉE.

Maladies et mortalité des troupes servant dans la Méditerranée.

Les stations de la Méditerranée forment trois commandements militaires distincts : Gibraltar, Malte, et les Iles Ioniennes. Le but de ce rapport est de rechercher successivement quelle est la proportion des maladies et de la mortalité dans chacune de ces divisions.

CHAPITRE PREMIER.

GIBRALTAR.

Le rocher de ce nom est un haut promontoire formant avec celui de Ceuta, sur la côte africaine, l'entrée du détroit de Gibraltar, qui conduit de la Méditerranée dans l'Océan ; ce point est réputé le plus méridional de l'Europe ; il est situé sous lat. 36° 9' N. : long. 5° 17' O.

La forme du rocher est oblongue ; il a environ 4700 yards de long sur 1600 de large, et il s'élève à pic à une hauteur de 1439 pieds. A l'ouest, il est borné par une vaste baie de 30 à 40 milles de circonférence ; à l'est, par la Méditerranée ; au sud, par les eaux du détroit. Il se rattache à l'Espagne, du côté nord, par un isthme sablonneux, ayant environ un mille de longueur sur un demi-mille de largeur, et dont les parties les plus élevées ont à peine 10 pieds au-dessus du niveau de la mer. Dans cette direction, la côte est tout à fait abrupte et perpendiculaire, excepté dans un petit espace au nord-ouest ; là, une bande étroite de terrain plat, couverte par les fortifications, joint le rocher à l'isthme. Le côté oriental du promontoire est représenté par un rocher descendant à pic jusqu'à peu de distance de la base, où la Méditerranée a formé un banc de sable escarpé. Au sud, le roc descend brusquement par une série de terrasses plates, entourées de précipices, qui viennent aboutir à la Pointe d'Europe. Le côté ouest offre encore le même aspect abrupte ; seulement, vers la base, le rocher se divise en plusieurs pentes rapides qui, avant d'atteindre la mer, s'arrêtent sur un terrain étroit et nivelé, où s'élèvent les principales rues de la ville et les fortifications qui regardent la mer.

Entrer dans une description minutieuse des particularités locales de cette station, ou exposer les diverses précautions adoptées dans l'intérêt de la santé des troupes et des habitants de la ville, nous conduirait beaucoup au delà des limites dans lesquelles ce travail doit rester renfermé ; comme ces détails ont déjà fait le sujet d'une publication récente (*Voir la Topographie médicale de la Méditerranée, par le docteur Hennen*), nous indiquerons seulement les points qu'il est essentiel d'avoir présents à l'esprit pendant le cours de nos investigations, comme ayant une étroite connexité avec la santé des troupes.

Le rocher de Gibraltar est principalement composé de calcaire gris ; les parties supérieures sont presque entièrement dépouillées de sol végétal, excepté dans quelques points bas, où la terre s'est accumulée par l'action des pluies. Le terrain plat sur lequel les principales rues de la ville sont bâties, est formé d'un grès rouge ; vers le sud, on trouve un peu de terre légère et fertile; chaque place cultivable est convertie en jardin, dont on peut obtenir avec une quantité suffisante de terre et d'humidité, des produits extrêmement abondants. Environ 200 acres de cette portion de l'isthme, qu'on appelle terrain neutre, sont aussi livrés à la culture et fournissent en abondance des légumes à la garnison.

La surface entière du roc, particulièrement à l'ouest, du côté de la ville, *est creusée de profondes crevasses dans lesquelles l'eau séjourne pendant l'hiver* (1), mais qui sont toujours à sec en été. On trouve au sud plusieurs vastes réservoirs contenant deux millions de gallons d'eau, pour le service des troupes et des navires; nulle part on ne voit de terre qui puisse être appelée marécageuse; en général, il faut creuser à la profondeur de 30 à 40 pieds pour se procurer de l'eau.

Il n'entre pas dans nos intentions de traiter ici la question si souvent agitée, à savoir si Gibraltar, malgré sa surface rocheuse, nue et aride, ne possède pas dans son sol, son humidité souterraine, ou sa végétation, les causes de plusieurs épidémies qui ont sévi parmi la garnison. L'objet de notre travail est simplement de faire connaître l'étendue des maladies et de la mortalité, et non de décider sur la présence ou l'influence de causes qui semblent avoir, jusqu'à ce jour, défié les recherches faites sur les lieux, par les savants les plus recommandables.

(1) J'appelle l'attention sur le passage du texte anglais que je souligne; il nous aidera à comprendre plus bas l'existence des fièvres à types intermittent et rémittent dans la garnison de Gibraltar, en supposant que ces fièvres ne soient pas l'expression d'un séjour antérieur des troupes dans un foyer paludéen.

Le climat de Gibraltar, quoique sec et brûlant en été, et sujet, pendant toute l'année, à des brouillards et à des brumes, peut cependant être considéré comme salubre. La plus grande élévation du thermomètre, à l'ombre, dans une période de cinq ans, a été de 91° et le minimum de 50°. Nous donnons dans le tableau suivant la hauteur du thermomètre dans chaque mois, et la quantité moyenne de pluie pendant le même espace de temps. La température est indiquée d'après les années 1825, 1826, 1827, 1834 et 1836.

	THERMOMÈTRE.			PLUVIOMÈTRE.						NOMBRE de jours pluvieux en 10 années.
	MAXIM.	MÉD.	MINIM.	1823	1824	1825	1826	1827	Moyenn.	
Janvier...	63	58 1/2	55	2·40	4·50	·75	8·91	·08	3·33	91
Février...	64	59 1/2	55	5·55	5·25	5·29	4·29	9·83	6·04	71
Mars.....	67	61 1/2	57 1/2	·70	1·68	1·33	1·13	·72	1·11	62
Avril.....	71 1/2	65 1/2	61	3·55	·24	6·27	2·31	1·89	2·85	101
Mai......	75	69	64	1·57	·08	·62	2·54	1·76	1·31	61
Juin......	78 1/2	74 1/2	70	3·23	..	..	·47	..	·74	18
Juillet....	84 1/2	79	74	..	..	·23	..	..	·05	4
Août......	84	79	75 1/2	·80	·99	..	..	..	·36	9
Septembr.	81	77	72 1/2	·07	·07	1·02	..	2·06	·64	29
Octobre...	76 1/2	72	67	·87	3·42	1·24	·25	4·26	2·01	57
Novembr..	69 1/2	65	60	2·87	1·37	3·74	8·07	2·56	3·72	95
Décembr..	66	60 1/2	55 1/2	4·39	·54	6·69	2·01	3·51	3·43	68
Total annuel de la chute des pluies, évalué en pouces..............				26·00	18·12	27·18	30·01	26·67	25·60	686

En été, la température est toujours de trois ou quatre degrés plus basse la nuit que le jour, et souvent la différence est plus grande encore; le matin avant le lever du soleil, comme le soir, l'air présente une agréable fraîcheur, même dans la saison chaude. A cet égard Gibraltar jouit d'une grande supériorité sur Malte où, bien que le thermomètre ne s'élève qu'à deux ou trois degrés de plus, ni les nuits ni les matinées de l'été n'offrent d'abaissement sensible dans la température.

La neige tombe rarement à Gibraltar, la glace y est rare; cependant le froid est pénétrant durant les mois d'hiver, surtout pour ceux qui habitent la ville depuis longtemps.

Les vents qui règnent à Gibraltar, le plus ordinairement, viennent de l'est ou de l'ouest; rarement ils soufflent du nord ou du sud, et, quand cela arrive, ce n'est que pour un temps fort court. Les vents d'ouest sont purs et frais; comme ils soufflent directement sur la ville, ils y établissent une libre circulation de l'air, et sont considérés comme très-favorables à la santé. Les vents d'est ont un caractère tout opposé; leur effet pernicieux semble aggraver les blessures et les maladies aiguës, et on dit leur influence fatale aux convalescents; surchargés d'humidité par leur passage à travers la Méditerranée, ils sont toujours lourds, humides et désagréables; quand ils viennent du sud, ils sont ordinairement accompagnés de brouillards épais qui enveloppent le roc; on leur suppose alors les mêmes propriétés débilitantes que présente le sirocco dans la partie supérieure de la Méditerranée.

Des observations faites pendant une période de 16 années, de 1810 à 1826, ont établi que le nombre des jours des vents d'ouest et des vents d'est, pendant l'année, est à peu près égal; car cette période a offert :

Pour les vents d'est.	2,944 jours.
Pour les vents d'ouest. . . .	2,832 —

Les vents d'est règnent surtout de juillet à novembre; c'est l'époque la plus malsaine de l'année pour les troupes; mais, comme il en est de même pour d'autres pays fort éloignés, l'insalubrité de la saison ne saurait être absolument attribuée à l'action de ces vents.

Les pluies commencent ordinairement à la fin de septembre ou au commencement d'octobre, et tombent avec tant de violence, qu'elles font déborder les cours d'eau et causent fréquemment de grands ravages dans la ville. Celles qui viennent ensuite, et qui continuent par intervalles jusqu'en mai, sont moins fortes; pendant l'été il ne pleut quelquefois pas du tout; le ciel est alors sans nuages, la végétation languit et meurt. La quantité moyenne de pluie a été indiquée à 25 1/2 pouces dans le tableau précédent; toutefois, une des particularités de ce climat est l'extrême irrégularité de la saison pluvieuse; ainsi, par exemple, en 1796 il tomba 73 pouces 1/2 de pluie, et dans cette même année, on en compta jusqu'à 25 pouces en 4 jours; tandis qu'en 1801, il n'en tomba que 15 pouces pendant toute l'année, ce qui donne un peu moins de la moitié de la moyenne des pluies en Angleterre; mais ni l'excès ni l'absence des pluies n'influa, dans ces diverses occasions, sur la santé des troupes. Des rosées abondantes et d'épais brouillards se présentent durant les jours d'automne, et font séjourner dans l'atmosphère une humidité très-désagréable.

Nous bornerons là cette esquisse des particularités locales et du climat de Gibraltar, et nous passerons aux détails ordinaires qui regardent la garnison.

Les troupes employées dans cette station, consistent dans les compagnies de guerre de cinq régiments de ligne, avec cinq compagnies d'artillerie et une compagnie de sapeurs mineurs. En 1817, 1818 et une partie de 1819, le 4e régiment des Indes (nègre) fut aussi en garnison à Gibraltar.

CASERNEMENT.

Nous décrirons ici rapidement les principaux bâtiments occupés par les troupes.

Vers l'extrémité nord de la ville, on rencontre d'abord les casernes casematées de Landport, longue rangée de bâtiments à l'épreuve de la bombe, placée derrière les ouvrages qui protégent les approches de la terre, ayant deux étages et une galerie ouverte, disposée en avant et en arrière de l'étage supérieur. Ces bâtiments peuvent contenir les compagnies de guerre de deux régiments. Mais, comme toutes les constructions casematées, ils manquent de ventilation, et ils sont sujets à l'humidité, par leur position au-dessous du niveau des fortifications. Tous les moyens ont été employés cependant pour remédier à ces défauts et pour rendre l'intérieur aussi sec et confortable que possible.

A peu de distance, vers le sud, derrière le rempart du côté de la mer, sont les quartiers du bastion d'Orange, consistant en casemates d'un seul étage, construites comme les précédentes, mais encore moins aérées. Ces quartiers sont occupés par l'artillerie qui y possède de vastes magasins.

Au centre de la ville, et parallèlement à la rue principale, s'élève la caserne appelée *Town Rang Barrack*, à 45 pieds environ au-dessus du niveau de la mer. C'est un bâtiment en pierre, dont la partie occupée par les troupes forme deux ailes de deux étages chacune, avec une colonnade et une galerie sur le derrière. Les compagnies de guerre d'un régiment sont ordinairement partagées entre ce quartier et celui du bastion du roi, bâtiment casematé d'un seul étage, près du rempart qui longe la mer, et tournant le dos au centre de la ville; il n'est qu'à quatre pieds au-dessus de la marée haute; un des égouts de la ville passe sous lui, circonstance qui le rend souvent humide en hiver. La ventilation est défectueuse; la position du bâtiment n'admet guère d'amélioration.

La caserne d'Hargrave est occupée par les sapeurs mineurs. C'est un édifice en pierre, de deux étages, situé à 265 pieds au-dessus du niveau de la mer, et placé près de l'entrée sud de la ville. Les salles en sont sèches, aérées, et pourvues de tout ce qui peut les rendre commodes.

La caserne du sud est située sur un plateau à environ 130 pieds au-dessus de la mer. Elle est bâtie en pierre et sur un excellent plan qui fait circuler librement l'air dans toute son étendue. Elle est habituellement occupée par les compagnies de guerre d'un régiment, qui y trouvent un vaste espace.

La caserne Rosia peut loger convenablement toutes les compagnies de guerre d'un régiment, quoiqu'elle ne reçoive que rarement plus de deux ou trois compagnies. Elle se compose d'un bâtiment en pierre, à deux étages, et d'un autre en bois, de la même hauteur : ils sont situés à 48 pieds au-dessus du niveau de la mer et dans le voisinage de l'hôpital maritime.

Vers l'extrémité sud du rocher, s'élèvent les quartiers du moulin à vent (*Windmill hill Barrack*) à 350 pieds au-dessus de la mer. Ils consistent en deux bâtiments détachés l'un de l'autre : l'un en pierre, à deux étages, avec une galerie et des arcades, l'autre en bois, à un seul étage. Les compagnies de guerre d'un régiment sont divisées entre ces quartiers et ceux de Rosia.

Au sud de tous ces quartiers, et à 110 pieds au-dessus de la mer, on trouve la caserne appelée *Brewery Barrack*, petit bâtiment en pierre, à un seul étage, contenant trois salles, et habité par un détachement d'artillerie. La situation est saine, mais son exposition froide se fait vivement sentir durant les mois d'hiver. Il existe aussi deux petites casernes, pour l'artillerie, au Château Moresque et sur la place de parade du gouverneur, mais elles n'offrent aucune particularité digne d'attention.

On voit que le soldat est logé largement dans cette station, et il faut qu'il en soit ainsi, puisqu'en cas de guerre, l'effectif de la garnison devrait être doublé.

Tous les malades militaires, excepté ceux de l'artillerie, sont traités à l'hôpital de la marine, grand bâtiment, situé au sud, à 130 pieds au-dessus de la mer, et formant un vaste carré, entouré d'arcades sur lesquelles on a construit une galerie couverte pour les malades ; de hautes murailles coupent toute communication avec les maisons du voisinage; l'hôpital peut contenir commodément au moins 450 malades et convalescents. L'hôpital de l'artillerie est situé plus au sud et à quelques centaines de pieds plus haut; c'est un petit bâtiment compact contenant quatre salles et les dépendances nécessaires, le tout au rez-de-chaussée.

Le régime alimentaire de la troupe, se compose, actuellement, d'une livre de viande fraîche ou salée, et d'une livre de pain par jour et par homme; on a fixé à quatre jours par semaine en hiver, et à deux jours en été, les distributions de viande salée; ainsi, en moyenne pour toute l'année, le soldat consomme une quantité à peu près égale de viande fraîche et de viande salée. On donne aussi une pinte de vin par jour à chaque soldat qui, par conséquent, ne reçoit pas à Gibraltar l'indemnité en argent qui lui est allouée dans d'autres stations.

Le bétail est tiré de la côte de Barbarie; quoiqu'il soit importé généralement dans un état de maigreur prononcé, une nourriture abondante l'engraisse convenablement avant l'abattage; l'approvisionnement peut être augmenté autant que la garnison l'exige. Le pain n'est pas fourni par des soumissionnaires comme dans d'autres stations, mais il est confectionné dans un établissement du gouvernement, avec de la farine achetée en ville, sous la direction d'une commission.

Le déjeuner consiste en une ration de pain avec une pinte de café, et le dîner en viande fraîche, cuite en soupe avec des légumes, ou en viande salée avec des pommes de terre; celles-ci, néanmoins, sont trop chères pour que le soldat puisse toujours s'en procurer. Depuis quelques années, on a essayé d'établir un repas du soir dans quelques corps, mais comme la solde n'est point assez forte, cette tentative est demeurée sans effet.

Le service de la garnison est très-rude, en raison de la grande étendue des fortifications, et du nombre considérable des sentinelles; les documents qui suivent établissent suffisamment que ce service n'est point préjudiciable à la santé. On employait autrefois beaucoup de soldats pour les travaux publics, mais le nombre en a été considérablement réduit.

CHAPITRE II.

Maintenant que nous avons fait connaître les circonstances qui pourraient affecter la santé des troupes, nous allons procéder à l'examen des maladies et de la mortalité parmi les troupes blanches.

ANNÉES.	EFFECTIF d'après les rapports du secrétariat de la guerre.	ADMISSIONS à l'hôpital.	MORTS d'après les rapports médicaux.	PROPORTION ANNUELLE sur 1,000 hommes d'effectif.	
				Admis.	Morts.
1818	2,749	2,158	48	785	18
1819	3,144	1,984	39	631	12
1820	3,017	2,434	32	807	11
1821	2,809	2,545	32	906	11
1822	2,737	2,489	23	909	8
1823	2.729	2,424	22	888	8
1824	3,029	3,873	55	1,279	18
1825	3.153	3,253	37	1,032	12
1826	3,607	3,843	37	1,065	10
1827	3,200	2,133	29	698	9
1828	3,494	4,075	448	1,169	128
1829	3,733	3,362	29	901	8
1830	3,707	3,667	47	989	13
1831	3,480	3.888	41	830	12
1832	3,526	3,225	47	915	13
1833	3,033	3,228	40	730	13
1834	3,034	4,545	170	1,498	56
1835	2,988	3,689	51	1,235	17
1836	3,080	3,412	64	1,108	21
Total...	60,269	58,227	1,291	..	..
Moyenne..	3,172	3,065	68	966	21·4

Un effectif de 1,000 hommes donnant 960 admissions pour l'année entière, il en résulte que chaque homme a dû subir un traitement médical, une fois dans les douze mois.

Quoique le nombre des admissions soit complet dans la

table précédente, le chiffre de la mortalité ne mentionne que les décès de ceux des militaires qui ont succombé après un traitement médical. Le total des morts, comme les rapports du secrétariat de la guerre l'établissent, est dans la proportion suivante avec celui des rapports médicaux.

ANNÉES.	1818	1819	1820	1821	1822	1823	1824	1825	1826	1827	1828	1829	1830	1831	1832	1833	1834	1835	1836	Total.
Morts, d'aprés les rapports de la guerre.	51	41	36	36	24	24	55	38	41	37	453	29	49	46	47	44	174	54	67	1,346
D'aprés les rapports médicaux........	48	39	32	32	23	22	55	37	37	29	448	29	47	41	47	40	170	51	64	1,291
Omis dans les rapports médicaux.....	3	2	4	4	2	2	..	1	4	8	5	..	2	5	..	4	4	3	3	55

Nous ne pouvons constater que quelques-unes des causes des morts omises : — 5 hommes noyés ; — 2 trouvés morts ; — 2 morts par suite d'ivresse ; — 2 exécutés ; — 2 assassinés ; — 2 tués par le canon ; — 4 tombés du rocher ; — 2 suicides ; — 2 morts subites et 5 invalides laissés mourant par un régiment partant ; il reste 27 décès sur lesquels nous ne pouvons donner aucun renseignement ; seulement on peut présumer qu'ils eurent des causes analogues à celles que nous signalons, et qu'ils sont antérieurs à 1826, époque où s'arrêtent les documents que nous avons pu consulter.

Ces décès accidentels portent la moyenne de la mortalité à 22 sur mille hommes annuellement, c'est-à-dire considérablement au-dessus de la moyenne en Angleterre ; mais, dans ce total, est comprise la mortalité de deux grandes épidémies, une de fièvre jaune en 1828, et une autre de choléra en 1834. Pendant ces deux épidémies, on compta, dans Gibraltar, autant de morts que pendant les 17 autres années réunies.

En déduisant donc cette augmentation accidentelle, la mortalité n'est plus que de 13 sur mille hommes annuellement.

La salubrité de Gibraltar est suffisamment prouvée par la faible proportion des décès chez les habitants de la ville. Sur une population de 16,000 à 17,000 individus, les décès constatés en dix ans, abstraction faite des épidémies, ne s'élèvent qu'à 350 annuellement, proportion évidemment moins forte que celle du Royaume-Uni.

Nous allons résumer, dans le tableau suivant, le nombre et la proportion des diverses maladies et des décès.

	ADMISSIONS.		MORTS.	
	NOMBRE pendant 19 années.	PROPORTION annuelle sur 1,000 homm.	NOMBRE pendant 19 années.	PROPORTION annuelle sur 1,000 homm.
Fièvres (1)	9,687	161	563	9·3
Fièvres éruptives	54	1	1	··
Maladies du poumon	8,487	141	318	5·3
— du foie	759	13	22	·4
— du tube gastro-intestinal	11,202	186	128	2·1
Choléra-épidémique	459	7	131	2·2
Maladies du cerveau	371	6	32	·5
Hydropisies	72	1	16	·3
Rhumatismes	2,309	38	8	
Affections vénériennes	3,450	57	1	
Abcès et ulcères	6,131	102	9	
Blessures et accidents	5,372	89	24	1·3
Suite de punitions	938	16	»	
Maladies des yeux	5,862	97	»	
— de la peau	903	15	»	
Autres maladies	2,171	36	38	
Total	58,227	966	1,291	21·4

(1) Dans la catégorie *fièvres*, le texte anglais mentionne un petit nombre de fièvres intermittentes ou rémittentes, maladies dont je pense qu'il faut chercher la cause dans le séjour antérieur des troupes, ou dans l'existence accidentelle d'un foyer d'eaux stagnantes.

MALADIES DE L'APPAREIL RESPIRATOIRE.

	ADMIS.	MORTS.	RAPPORT des morts aux admissions.
Inflammations pulmonaires..	2,515	56	1 sur 45
Pleurésie.....	28	..	0 — 28
Hémoptysie.....	189	4	1 — 47
Phthisie..................	394	215	1 — 2
Catarrhe aigu.............	4,527	16	1 — 283
— chronique.........	659	23	1 — 29
Asthme...................	42	2	1 — 21
Dyspnée........	133	2	1 — 67
Total.....	8,487	318	1 sur 27
Proportion annuelle sur 1,000 hommes d'effectif.......	141	5·3	..

La proportion des admissions pour cette classe de maladies est à celle de la Grande-Bretagne, comme 141 est à 148 ; la principale différence se rapporte aux affections catarrhales qui sont plus rares à Gibraltar, tandis que les inflammations pulmonaires y sont, au contraire, beaucoup plus fréquentes ; néanmoins, les atteintes de cette dernière maladie ont un caractère moins grave à Gibraltar, puisqu'il n'y meurt qu'un individu sur 45 admis à l'hôpital pour cette cause, tandis qu'il meurt 1 homme sur 18 parmi les dragons de la garde et les dragons, dans le Royaume-Uni. La proportion des morts, par affections pulmonaires, paraît moins considérable dans cette station qu'en Angleterre ; mais cela vient sans doute de ce que beaucoup de malades sont réformés comme invalides, et, s'ils viennent à mourir dans la traversée, ou après leur arrivée en Angleterre, leur mort ne figure pas dans les rapports de la station militaire où la maladie a pris naissance. Un fait constaté par les rapports médicaux de 1835, prouvera suffisamment la justesse de notre supposition : durant les 13 années antérieures à 1835, le nombre des décès causés par phthisie pulmonaire, fut annuellement à Gibraltar, de 12 3/10 sur mille hommes d'effectif. De plus, cinq hommes atteints de cette affection furent envoyés chaque année en Angleterre, et sur ce nombre, peu ou point se rétablirent.

Nous devons faire observer que toutes les maladies qui ne se sont pas terminées par la mort, ne se sont pas nécessairement terminées par la guérison. Si la maladie passe à l'état chronique, le malade peut être réformé, ou bien la maladie peut prendre une forme nouvelle, et alors, le malade ne quitte sa place dans une catégorie, que pour être rangé dans une autre. Dans ces deux cas, la proportion des morts pourrait être diminuée, quoiqu'en réalité les maladies eussent pris un caractère plus grave. Néanmoins, comme une pratique uniforme est adoptée à cet égard, les résultats généraux doivent être peu modifiés par ce genre d'erreur.

Dans le rapport sur l'état sanitaire des troupes du Royaume-Uni, nous trouvons que sur 286 admissions, pour phthisie, parmi les dragons de la ligne et les dragons de la garde, 336 malades sont morts ; il y a lieu de croire, que si nous pouvions suivre avec la même exactitude tous les phthisiques envoyés de Gibraltar, nous trouverions également une mortalité fort considérable.

Cette maladie paraît être aussi commune et aussi grave parmi la population civile que parmi la garnison. On trouve dans les rapports médicaux de 1823, que sur 10,900 cas de différentes maladies, admis dans les hôpitaux pendant les 7 années antérieures, il y eut 137 cas de phthisie. Parmi les malades civils, 1 sur 2 1/7 mourut ; parmi les malades militaires, la mortalité fut de 1 sur 2 1/2, sans compter ceux qui périrent dans la traversée en retournant en Angleterre. La grippe, qui régna si généralement en Europe en 1833, fit son apparition parmi la garnison de Gibraltar, au milieu du mois de décembre. Sur les cinq compagnies de guerre de cinq régiments de ligne, formant un effectif d'environ 2554 hommes, 218 individus furent attaqués de cette maladie; mais l'artillerie, qui cependant avait ses casernes dans différentes parties de la ville, fut presque entièrement exempte du fléau. Officiers, femmes et enfants, souffrirent dans une proportion à peu près identique, et les habitants civils tout autant que les militaires. Quoique l'épidémie fût fort répandue, elle ne causa qu'une faible augmentation dans la mortalité. Deux cas seulement se terminèrent par la mort. Vers le 8 janvier, les admissions diminuèrent, et vers le 14 elles avaient complétement cessé. Pendant cette épidémie, comme pendant celle qui avait fait irruption quelque temps auparavant, il régna des vents secs du nord-est et du nord-ouest, et l'élévation moyenne du thermomètre, pendant le jour, fut de 60 à 62; mais les nuits étaient très-froides. La maladie disparut tout à fait dès le commencement des pluies, et avec l'arrivée des vents d'est.

MALADIES DU FOIE.

	ADMIS.	MORTS.	RAPPORT des morts aux admissions.
Hépatite aiguë............	331	7	1 sur 47
— chronique........	257	11	1 — 23
Ictère....................	171	4	1 — 43
Total...........	759	22	1 sur 34
Proportion annuelle sur 1,000 hommes........	13	$^{4}/_{10}$	..

Ces maladies ne sont ni fréquentes ni graves à Gibraltar; elles y sont, à peine, plus communes qu'en Angleterre; encore, la plupart des malades sont-ils des hommes avancés en âge, qui peuvent être considérés comme ayant contracté une prédisposition durant un séjour plus ou moins long dans les régions tropicales (1).

MALADIES GASTRO-INTESTINALES.

	ADMIS.	MORTS.	RAPPORT des morts aux admissions.
Inflammat. abdominales (*sic*).	13	5	1 sur 2 1/2
— de l'estomac...	20	5	1 — 4
— des intestins..	45	12	1 — 4
Hématémése..............	7	1	1 — 7
Dyssenterie aiguë..........	2,594	49	1 — 53
— chronique......	59	15	1 — 4
Indigestion...............	304	1	1 — 304
Colique.................	993	2	1 — 496
Choléra..................	1,230	7	1 — 176
Diarrhée.................	5,600	31	1 — 181
Constipation..............	337	..	0 — 337
Total.............	11,202	128	1 sur 89
Proportion annuelle sur 1,000 hommes.........	186	2·1	..

Si l'on compare le caractère de ces maladies de la station, avec celui qu'elles affectent dans le Royaume-Uni, on voit qu'elles sont deux fois plus fréquentes à Gibraltar, et près de trois fois plus meurtrières; ce qui peut être dû à la plus grande élévation de la température; cependant la différence

(1) Ce passage du texte anglais prouve bien combien on se tromperait, si l'on considérait les diverses maladies signalées dans les rapports de Gibraltar, comme produites exclusivement par le séjour dans cette place.

dont il s'agit, ne doit pas être attribuée uniquement à cette cause, puisque les admissions des officiers n'offrent pas cette proportion.

Afin de vérifier si ces maladies se présentent aussi fréquemment parmi les habitants de Gibraltar, nous avons consulté les rapports des hôpitaux civils dans lesquels on traite les classes inférieures de la population, et nous n'avons pas trouvé que la proportion fût aussi considérable que parmi les troupes. C'était le seul terme de comparaison dont nous pussions nous servir, et quoique nous n'y ayons pas puisé toutes la certitude dont nous avions besoin pour asseoir nos conclusions, cette investigation et ses résultats nous ont porté à croire que la prédisposition du soldat anglais pour les maladies intestinales, peut avoir été augmentée par la plus grande quantité de viande salée mise en distribution dans cette station. Mais, lors même que ces maladies ne pourraient être engendrées par un usage exagéré de viande salée, il est vraisemblable, que cette alimentation est contraire à des hommes convalescents d'une maladie intestinale, et qu'un tel régime les expose aux rechutes.

Néanmoins, à l'exception de la dyssenterie chronique, ces maladies sont rarement mortellesà Gibraltar; elles affectent même rarement un caractère grave; la distribution de viande salée se fait surtout pendant les mois d'hiver, et les conséquences en sont infiniment moins sérieuses que dans quelques stations tropicales, où les salaisons forment le principal aliment du soldat pendant toute l'année.

MALADIES CÉRÉBRALES.

	ADMIS.	MORTS.	RAPPORT des morts aux admissions.
Inflammation du cerveau...	12	3	1 sur 4
Cépbalalgie................	27	..	0 — 27
Coup de soleil..............	3	1	1 — 3
Apoplexie................	36	14	1 — 2 1/2
Paralysie..................	53	4	1 — 13
Épilepsie..................	110	1	1 — 110
Délire......................	47	2	1 — 23
Délire furieux..............	38	1	1 — 38
Hydrencéphale.............	1	1	1 — 1
Fièvre par ébriété..........	44	5	1 — 9
Total.	371	32	1 sur 11 2/3
Proportion annuelle sur 1,000 hommes d'effectif..	6	5/10	..

La proportion des admissions est exactement la même ici, que celle des admissions des dragons de la garde et dragons, en Angleterre; la proportion des décès est plus faible. On a adopté dans ce commandement, comme mesure de précaution, l'habitude de consigner les troupes dans leurs quartiers, pendant l'été depuis 8 ou 9 heures du matin, jusqu'à 4 ou 5 heures de l'après-midi. — Les cas de *delirium tremens* sont comparativement rares; pendant une période de 19 ans, cette maladie n'a causé que la moitié du nombre des décès que l'on compte dans l'île Maurice, pour une seule année et sur un effectif inférieur de moitié. Quoique l'intempérance soit assez commune, elle ne semble cependant pas être, à Gibraltar, portée aussi loin, ni produire des effets aussi funestes que dans les régions tropicales, où il existe par conséquent une nécessité plus urgente d'adopter des mesures répressives contre une habitude pernicieuse pour la santé du soldat et pour la discipline.

HYDROPISIES.

	ADMIS.	MORTS.	RAPPORT des morts aux admissions.
Anasarque.................	24	6	1 sur 4
Ascite....................	44	7	1 — 6
Hydrothorax...............	4	3	1 — 1 1/3
Total..........	72	16	1 sur 3
Proportion annuelle sur 1,000 hommes.........	..	3/10	..

Les admissions et les morts sont peu nombreuses; leur proportion est exactement la même que parmi les dragons de la garde et les dragons habitant l'Angleterre. Ces maladies ont sévi spécialement snr des hommes d'un âge avancé, épuisés par la débauche ou par un long service militaire. La mortalité, comparativement considérable, observée dans les Indes Occidentales, vient de ce que les hydropisies s'y déclarent habituellement à la suite de fièvres; les fièvres de Gibraltar, bien que souvent meurtrières, ne produisent point ce genre d'accident.

Les autres maladies amènent si rarement la mort, qu'il est inutile de rechercher, pour elles, aussi minutieusement le rapport des morts aux admissions; nous donnerons seulement un tableau comparatif de leur influence relative sur les troupes servant dans le Royaume-Uni et à Gibraltar, et nous accompagnerons ce tableau de quelques observations sur les particularités les plus remarquables de ces affections.

	ADMISSIONS sur 1,000 hommes d'effectif.	
	DRAGONS DE LA GARDE et dragons en Angleterre.	GARNISON de Gibraltar.
Affections rhumatismales	50	28
— vénériennes	181	57
Abcès et ulcères	135	101
Coups et blessures	126	89
Maladies des yeux	19	97
— de la peau	29	15
Suite de punition corporelle	8	16

Dans ce parallèle, la rareté des affections vénériennes à Gibraltar mérite d'être signalée; elles n'ont donné lieu qu'au tiers des admissions observées en Angleterre. Ce résultat paraît devoir être attribué à la surveillance rigoureuse des femmes suspectes.

Les maladies des yeux sont cinq fois plus nombreuses ici qu'en Angleterre; de 1823 à 1827, l'ophthalmie s'est montrée très-fréquente parmi les troupes; depuis lors elle est devenue de plus en plus rare.

Le petit nombre d'officiers et d'habitants civils, atteints d'ophthalmie, avait fait supposer que, chez le soldat, cette maladie était souvent provoquée; elle tend à s'effacer depuis que, par suite des derniers règlements, la pension de retraite n'est allouée que dans le cas de perte absolue de la vue.

CHAPITRE III.

TROUPES NÈGRES.

Peu de temps après la dernière guerre avec la France, il fut jugé nécessaire de réduire l'effectif des troupes nègres servant aux Indes Occidentales, et la plupart des corps auxiliaires de cette race furent licenciés; cependant le 4me régiment des Indes, composé d'hommes qui avaient renoncé à retourner dans leur pays, pour rester au service de l'Angleterre, fut envoyé, au commencement de 1817, en garnison à Gibraltar, où l'on supposait qu'il pourrait être utile, en exemptant les soldats anglais du service qui les expose à toute la chaleur du jour. La température élevée de Gibraltar avait fait espérer que cette translation ne présenterait aucun inconvénient. On était loin alors de se douter de l'excessive prédisposition de la race nègre aux affections pulmonaires.

Il résulte des rapports mensuels adressés au ministère de la guerre, que les décès s'élevèrent, pendant 1 an et 10 mois de séjour, à un total de 119; ce qui donne une proportion annuelle d'environ 62 décès sur 1,000 hommes de tous grades. La mortalité fut donc au moins 4 fois plus considérable parmi les nègres que parmi la garnison européenne de Gibraltar, à la même époque.

Parmi les médecins, les uns attribuèrent ces résultats au froid, d'autres aux brouillards, au manque de vêtements convenables, d'autres enfin au changement de nourriture; mais personne ne semble avoir tenu compte de ce fait, à savoir que cette mortalité en apparence si considérable, dépasse de fort peu de chose celle qui frappe ordinairement les nègres, même dans les Indes Occidentales où aucune des causes mentionnées ne peut être alléguée. On verra dans le rapport sur le commandement des Antilles, que la perte des nègres fut de 63 sur 1000 individus en 1819, et que pendant une série de 20 années, elle ne fut jamais au-dessous de 40 sur 1000.

Le tableau suivant résume les admissions à l'hôpital et les décès.

	ADMIS.	MORTS.
Fièvres	62	..
Maladies pulmonaires	518	67
— du foie	1	1
— gastro-intestinales	151	20
— cérébrales	6	1
Hydropisies	5	3
Affections rhumatismales	143	..
— vénériennes	7	..
Abcès et ulcères	88	3
Coups et blessures	62	..
Suite de punition corporelle	47	..
Maladies des yeux	7	..
— de la peau	..	..
Autres maladies	4	..
Total d'après les rapports médicaux	1,100	95
Causes inconnues qu'on suppose avoir été principalement des affections pulmonaires ou intestinales	..	24
Total d'après les rapports du ministère	..	119

Ainsi, tandis que la mortalité s'élevait à un chiffre quatre fois plus considérable que parmi les Européens, il est à remarquer que les admissions à l'hôpital étaient de moitié moins nombreuses; la proportion annuelle des malades étant de 550 sur 1,000 hommes d'effectif, et la moyenne du nombre permanent de malades étant seulement de 24 à 32 sur 1,000. La cause de cette particularité tient à ce que les seules maladies importantes des soldats nègres étaient des maladies pulmonaires ou intestinales; leurs progrès étaient si rapides et la constitution du nègre leur offre si peu de résistance, que les malades succombaient généralement dans le cours d'une ou de deux semaines.

MALTE.

Latitude, 35° 54' N.; longitude, 14° 34' E.

Cette île est située dans la mer Méditerranée, à 60 milles environ de la Sicile, et à près de 200 milles de la côte d'Afrique. Sa forme est celle d'un ovale irrégulier; elle a de 10 à 12 milles de diamètre du nord au sud, 20 de l'est à l'ouest, et 60 à 70 milles de circonférence. Elle n'est point montagneuse, bien que des collines et des vallées l'accidentent agréablement; une chaîne de rochers appelée, *Monts de Ben Jemma*, la coupe dans toute sa largeur, mais leur principal sommet ne s'élève pas à plus de 1200 pieds. Leur ensemble présente l'aspect d'un plan incliné, descendant graduellement du sud-ouest, où se trouve leur plus grande élévation, au nord-est où ils s'abaissent vers la mer. Un grès calcaire compose tout le substratum du sol ; celui-ci est à peine recouvert de terre végétale dont la plus grande partie a été déposée par la main de l'homme, ou créée artificiellement, par la réduction du roc calcaire en petits fragments, pulvérisés ensuite par l'action de l'atmosphère ; ces derniers forment en deux ou trois années un sol propre à la culture.

L'île ne présente ni rivière ni lac. Il s'y forme peu de places humides ou marécageuses, en raison de sa composition géologique et de la nature absorbante du sol; *on pourrait même dire qu'il n'en existe aucune* (1), excepté en deux

(1) Cette absence d'eaux stagnantes nous rendra compte plus bas de l'extrême rareté des fièvres de nature paludéenne à Malte, en même

endroits d'une faible étendue, qui se trouvent à la tête du grand port et de la baie de Saint-Paul. Ce sont là des lieux que la mer a quittés, en laissant après elle une accumulation de terres humides.

On ne trouve à Malte ni végétation exubérante, ni broussailles, ni forêts; la verdure est rare, et la plus grande partie de la surface ne présente à l'œil que le rocher nu.

Près de Malte, dont elle n'est séparée que par un petit détroit de trois ou quatre milles, on trouve l'île de Gozo qui fait partie de ce commandement; sa plus grande longueur est de onze milles, et sa plus grande largeur de six milles; elle consiste en plusieurs montagnes qui, au nord-ouest, s'élèvent à 2,000 pieds de hauteur, et, s'abaissant vers le sud, s'éparpillent en une multitude de monticules et de fertiles vallées. Le sol est calcaire comme à Malte, mais il est mieux couvert de terre végétale, et plus susceptible de culture. Ces deux îles sont entourées par d'autres plus petites; leur description serait oiseuse ici puisqu'elles ne sont point occupées par des troupes.

Fort exposée à l'influence des vents chauds qui traversent les déserts de l'Afrique, et les côtes sablonneuses de l'Egypte et de la Syrie, Malte présente, surtout pendant l'été, une température plus élevée que celle qui règne ordinairement dans cette latitude; la chaleur y est alors de peu inférieure à celle qu'on éprouve dans les régions tropicales. Cette grande élévation de la température ne dure pas seulement pendant le jour, mais elle continue sans diminution sensible, même après que l'influence immédiate du soleil a cessé, par suite

temps qu'elle donnera à réfléchir à ceux qui croient pouvoir attribuer la production des fièvres intermittentes endémiques, à la seule influence de la chaleur ou d'autres éléments impondérables.

du rayonnement de la chaleur par la surface du roc et des épaisses murailles de pierre. Plusieurs semaines se passent quelquefois, sans que le thermomètre baisse ni de jour ni de nuit, et il en résulte pour l'homme un sentiment d'extrême lassitude et d'oppression.

Gozo plus cultivée, et présentant une moins grande surface au rayonnement de la chaleur, a une température de deux ou trois degrés au-dessous de celle de Malte.

Nous n'avons pas de renseignements spéciaux sur la température de Gozo, mais l'élévation moyenne du thermomètre à Malte, a présenté les données suivantes, dans un espace de cinq ans, de 1830 à 1835.

	Janv.	Fév.	Mars.	Avril.	Mai.	Juin.	Juill.	Août.	Sept.	Oct.	Nov.	Déc.
Max...	61	60 1/2	63	67	73 1/2	78	83	86	83	77	69	63 1/2
Med...	56 1/2	56 1/2	58 1/2	63	69	74	79	81 1/2	77 1/2	70 1/2	65	59
Min...	53	52 1/2	54 1/2	59	64	69 1/2	75	77 1/2	72 1/2	64	61	54 1/2

Il nous manque la mesure de la quantité exacte des pluies. Nous dirons sommairement que les pluies sont fréquentes en septembre; leur fréquence augmente pendant octobre et novembre; de décembre à février, elles tombent avec presque autant de violence que sous les tropiques. L'atmosphère reste chargée d'humidité jusqu'au mois de mars; elle commence alors à s'éclaircir; le ciel devient presque exempt de nuages, et, pendant les cinq mois suivants, il tombe à peine une goutte d'eau.

Les vents qui prédominent à Malte viennent du sud-est, du sud et du nord-ouest. Celui du sud-est, appelé sirocco, est le plus fréquent, et ses effets débilitants sur l'organisme sont souvent signalés dans les rapports médicaux ; il règne principalement pendant les deux mois d'automne. Il n'existe pas ici de brise régulière de terre ou de mer qui vienne modifier la température, comme cela a lieu dans d'autres contrées méridionales.

Cette île est considérée comme fort salubre, et l'accroissement rapide de sa population est souvent cité comme une preuve à l'appui de cette réputation ; comme on trouve dans les rapports médicaux, des états exacts sur les naissances et les décès depuis 1819, nous allons tirer nos conclusions d'après ces renseignements.

ANNÉES.	NAISSANCES.	DÉCÈS.	OBSERVATIONS.
1819	3,687	2,396	
1820	3,761	2,663	
1821	3,468	2,266	
1822	3,219	2,126	
1823	3,388	2,483	
1824	3,575	2,365	
1825	3,544	2,613	
1826	3,553	2,284	
1827	3,254	2,443	
1828	3,182	2,522	
1829	3,288	2,302	
1830	3,499	3,407	Il y eut beaucoup de cas de variole pendant cette année.
1831	3,515	2,581	
1832	3,263	2,470	
1833	3,317	3,173	Il faut attribuer l'élévation du nombre des décès à des maladies qui attaquaient les enfants.
1834	3,312	2,732	
Total.....	54,625	40,826	
Moyenne...	3,414	2,552	

La population qui, sans compter Gozo, était d'environ 92,500 habitants en 1819, s'élevait en 1828 à 99,879, et on la porte aujourd'hui à 103,000. Si donc nous prenons 100,000 pour la moyenne, pendant la période à laquelle se rapporte ce tableau, la proportion annuelle de la mortalité sera de 1 sur 39 ou près de 2 5/10 par 100 individus de tout âge; tandis qu'en Angleterre, elle n'a été que de 1 sur 47 1/2 ou 2 2/10 sur 100. Ainsi, même pour les habitants indigènes de ces contrées, le climat de Malte est loin d'être aussi favorable à la santé que celui de la Grande-Bretagne. Dans les États du midi de l'Europe, la mortalité annuelle varie de 1 sur 35 à 1 sur 40.

Malte fut ravagée, en 1813, par une peste qui lui enleva 4,486 habitants, d'avril à novembre; en 1837, l'invasion du choléra causa la mort de plusieurs milliers de Maltais. Il est donc extrêmement difficile, ici comme à Gibraltar et dans d'autres endroits sujets à de semblables fléaux, de fixer exactement le rapport qui existe entre le chiffre des morts et celui de la population.

Nous ferons connaître plus loin le genre des maladies qui ont été cause de décès, afin de mieux déterminer la nature du climat; en attendant, nous continuerons nos investigations habituelles relativement à la garnison de cette île.

Depuis plusieurs années, la garnison de Malte a consisté dans les compagnies de guerre de quatre régiments de ligne, deux compagnies d'artillerie et le corps maltais des *fencibles* (*royal Malta fencibles*) composé d'indigènes.

Les troupes sont employées au seul service de place. Chaque homme est ordinairement de garde deux fois par semaine. Les postes extérieurs sont presque tous occupés par les fencibles maltais.

La plupart des bâtiments du casernement ayant été construits, sur une échelle gigantesque, par les chevaliers de Malte, à une époque où leur nombre dépassait de beaucoup la force de la garnison actuelle, ils offrent un vaste espace aux besoins et à la santé des troupes ; ils sont presque tous casematés et à l'épreuve de la bombe. Les cours et les places intérieures des casernes sont formées par les carrières, dans lesquelles on a puisé les matériaux de l'édifice ; quelquefois la base même de la construction a été taillée dans le roc. La position de ces bâtiments derrière les murailles des fortifications rendait absolument impraticables les moyens ordinaires de ventilation. On a cherché à remédier à cette défectuosité par un système de longues galeries et de portes de communication. Nous ajouterons seulement quelques détails sur la situation et les particularités locales de chacun de ces bâtiments.

La citadelle Saint-Elme, où se trouvent les principaux quartiers, est située à l'extrémité nord de la langue de terre sur laquelle on a bâti la ville de La Valette, et qui forme les deux ports dont l'un est nommé le Grand-Port, et l'autre le port de Quarantaine. Les casernes de la citadelle sont le haut Saint-Elme, occupé par l'artillerie, et qui passe pour être bien aéré, et le bas Saint-Elme occupé par les troupes de ligne. Ce dernier bâtiment est quelquefois humide, parce que les salles du rez-de-chaussée ne s'élèvent point au-dessus du niveau de la mer.

Les troupes occupant la station de Malte consistent ordinairement en six compagnies de guerre, d'un régiment de ligne et trois compagnies d'un autre corps. Le quartier général des fencibles maltais est établi dans un bâtiment casematé dont l'aération est insuffisante, mais non au point d'affecter la santé de ceux qui l'habitent.

Six compagnies de guerre d'un autre corps d'infanterie occupent la Floriana, un des ouvrages extérieurs de La Valette. Cette caserne consiste encore en casemates, à l'épreuve de la bombe, élevées sur l'isthme, dans la partie des ouvrages qui commandent le port de quarantaine; elle est à environ 100 pieds au-dessus du niveau de la mer, mais au-dessous du niveau de l'esplanade, et située entre les deux baies, à une distance presque égale de l'une et de l'autre; le sol est humide, et la mer trouble et vaseuse.

Sur le côté est du grand port, à l'opposé de La Valette, sont situées trois villes populeuses : Isola, Burmola et Vittoriosa; les deux premières sont séparées par une distance d'un demi-mille, et la dernière est à un mille des deux autres; le tout occupe une superficie de deux milles et demi; une grande ligne de fortifications, appelée *Cottonera*, renferme les trois villes. La garnison de Cottonera se compose des compagnies de guerre d'un corps d'infanterie, de la moitié d'une compagnie d'artillerie, et d'une compagnie entière des Fencibles maltais. Les principales casernes de Cottonera sont celles d'Isola, de Saint-François-de-Paule et du fort San-Salvador; la première est dans la ville d'Isola, la seconde dans Burmola et la troisième dans Vittoriosa; les deux premières sont à 60 ou 80 pieds, et la dernière à près de 400 pieds au-dessus du niveau de la mer. Toutes sont casematées et à l'épreuve de la bombe; elles ont deux étages très-élevés.

Tels sont les principaux bâtiments affectés au logement des troupes; on en trouve trois plus petits dans les forts Ricasoli, Manuel et Tigné, que nous allons décrire brièvement.

Le fort Ricasoli est une vaste fortification occupant une pointe de terre à l'extrémité nord-est du grand port, et placée de 30 à 40 pieds au-dessus du niveau de la mer. La caserne se compose de casemates à l'épreuve de la bombe, qui offrent largement toutes les commodités désirables à une garnison qui n'est ordinairement forte que d'une compagnie de guerre tirée d'un des corps en garnison à La Valette, et de quelques artilleurs. En raison de la position de cette caserne, à l'entrée du port, on y jouit de toutes les brises de mer, et la température est de plusieurs degrés au-dessus de celle du reste de l'île. Ce lieu a paru si salubre que, pendant un certain nombre d'années, il y fut établi un dépôt de convalescents dont on eut beaucoup à se louer.

Le fort Manuel est un ouvrage quadrangulaire régulier, formant un carré d'environ 200 pieds, et couronnant une petite île qui commande le port de Quarantaine. La garnison consiste en une compagnie d'un des corps de La Valette et quelques artilleurs; ce poste est employé au service du lazaret et caserné dans des casemates qui forment une habitation vaste et saine.

Le fort Tigné est une tour ronde avec casemates; il protége l'entrée nord-ouest du port de Quarantaine. La tour est bâtie à 50 pieds environ au-dessus du niveau de la mer. Ce poste jouit aussi d'une réputation de salubrité, et la garnison, composée d'un détachement venant de La Valette et de quatre artilleurs, y trouve toutes les commodités souhaitables.

Les troupes qui occupent Gozo sont : une compagnie de Fencibles maltais, une demi-compagnie détachée de La Valette et quatre ou cinq artilleurs; elles sont casernées dans le fort Chambray, grande fortification élevée à 500 pieds au-dessus du niveau de la mer. La caserne est un bâtiment vaste et commode, à l'épreuve de la bombe; un bon hôpital y est annexé.

Malte possède trois hôpitaux militaires; l'hôpital général est situé dans La Valette; c'est un bâtiment fort étendu autrefois occupé par les chevaliers de Malte. Une partie considérable en est maintenant affectée aux magasins ou à d'autres usages, mais l'espace réservé aux malades est suffisamment grand pour leur bien-être; il est donc inutile de détailler le nombre et l'étendue des salles et des autres dépendances. On a blâmé la situation de l'établissement, parce qu'un des côtés étant fermé par des constructions voisines, la ventilation n'y est pas entièrement libre ; sous tous les autres rapports, cet hôpital semble parfaitement adapté à son but.

L'hôpital de Floriana, situé dans l'ouvrage extérieur qui porte ce nom, consiste en une série de salles s'étendant des deux côtés d'un carré. La plupart des salles sont fort bien aérées, les fenêtres donnent sur le carré vide ; l'espace ouvert dans lequel l'hôpital a été bâti n'apporte aucun obstacle à la libre circulation de l'air.

Presque tous les malades de la garnison de Cottonera sont dirigés à travers la baie sur l'hôpital général de La Valette ; on trouve au fort Ricasoli un hôpital qui peut contenir commodément de 50 à 60 malades, cependant, comme on en fait peu d'usage, il est inutile d'entrer dans la description de sa construction (1).

A Malte, la nourriture du soldat anglais est bonne et abondante ; le bas prix des choses de première nécessité permet une alimentation excellente. Quelques chefs de corps ont tenté d'introduire un repas du soir, dans le double but de diminuer un excédant dangereux de la solde, et de diminuer le long intervalle qui sépare le dîner, à une heure de l'après-midi, du déjeuner à sept ou huit heures du matin suivant ; mais cet arrangement ne pouvant être rendu obligatoire aux termes des règlements actuels, on a dû renoncer à la mesure projetée.

Comme les soldats maltais se nourrissent peu de viande,

(1) Quelques changements ont été opérés récemment dans l'économie de ces hôpitaux, celui de Floriana a été affecté à d'autres usages, et on en a ouvert un dans la Cottonera.

leur alimentation journalière consiste seulement en une livre et demie de pain pendant six jours de la semaine, et une livre un huitième de biscuit le septième jour; pour cette allocation il est fait une retenue journalière de $^1/_6$ denier sterling. La ration des troupes anglaises est d'une livre de bœuf frais et d'une livre de pain pendant six jours, et d'une livre de bœuf salé ou de porc avec trois quarts de livre de biscuit le septième. Le déjeuner se compose d'une pinte de café avec du pain, et le dîner, de viande, de soupe et de légumes.

Le blé nécessaire à la consommation des troupes est importé de la mer Noire, et converti en farine à Malte, dans un établissement du gouvernement; l'île ne produit pas assez de céréales pour sa propre consommation. Le bétail vient de l'Afrique, et on l'engraisse à Malte avant de l'abattre; le mouton seul provient de l'île.

Le tableau suivant est destiné à résumer le nombre et la proportion des maladies, parmi la garnison anglaise de Malte, les Fencibles non compris.

ANNÉES.	EFFECTIF d'après les rapports du ministère	ADMISSIONS à l'hôpital.	DÉCÈS d'après les rapports médicaux.	PROPORTION PAR EFFECTIF de 1,000 hommes.	
				Admis.	Morts.
1817	2,535	2,274	28	897	11
1818	2,317	2,847	49	1.229	21
1819	1,501	1,809	37	1,206	25
1820	1,567	1,705	36	1,088	23
1821	1,927	2,364	22	1,227	11
1822	2,094	2,667	35	1,274	17
1823	1,973	2,143	19	1,086	10
1824	1,860	3,313	50	1,781	27
1825	1,760	1,663	18	944	10
1826	2,120	2,133	27	1.006	13
1827	1,722	1,946	19	1,130	11
1828	2,132	2,109	27	989	13
1829	2,287	2,229	32	975	14
1830	2,299	1,955	43	850	19
1831	2,056	2,212	47	1,076	23
1832	2,045	2,444	24	1,195	12
1833	2,124	2,914	34	1,372	16
1834	2,198	2,931	47	1,334	21
1835	2,123	2,430	32	1,145	15
1836	2,186	2,551	39	1,167	18
Total...	40,826	46,639	665	..	..
Moyenne..	2,011	2,332	33	1,142	16,3

Ainsi sur 1,000 hommes en garnison à Malte, on compte, dans une série de vingt années, une proportion annuelle de 1142 admissions aux hôpitaux, chiffre de 176 supérieur à celui des admissions à Gibraltar, où la mortalité en revanche est plus considérable.

	1817	1818	1819	1820	1821	1822	1823	1824	1825	1826	1827	1828	1829	1830	1831	1832	1833	1834	1835	1836	Total.
Morts, d'après les rapports du ministère.	33	54	42	41	26	40	22	50	24	29	23	33	36	49	52	28	40	54	43	44	763
Morts, d'après les rapports médicaux....	28	49	37	36	22	35	19	50	18	27	19	27	32	43	47	24	34	47	32	39	665
Omis dans les rapports médicaux.......	5	5	5	5	4	5	3	..	6	2	4	6	4	6	5	4	6	7	11	5	98

En ajoutant à la proportion annuelle de 16,3 décès sur 1,000 hommes, quelques décès non compris dans les rapports médicaux, on trouve une mortalité annuelle moyenne de 18 7/10 sur mille hommes d'effectif, preuve suffisante que Malte ne mérite pas la réputation de salubrité que plusieurs écrivains lui ont faite.

Si l'on eût admis le total des morts tel qu'il est indiqué dans les rapports officiels, la moyenne eût été encore plus élevée; mais on a cru devoir déduire 27 hommes morts en 1817 peu de temps après leur arrivée des îles Ioniennes, par suite de maladies contractées dans ces dernières îles; en 1818, sept autres décès ont été déduits pour des raisons analogues; et des corrections correspondantes ont été faites dans le nombre des admissions quand il a été possible de les vérifier.

De 1821 à 1826, il a existé à Malte un dépôt pour les convalescents des îles Ioniennes; 30 décès survenus parmi ces hommes ne peuvent donc être attribués au climat de Malte. On a eu soin de les porter à part. Ces difficultés ont considérablement ajouté au travail des auteurs des documents officiels.

Le tableau suivant résume les diverses catégories de maladies qui ont été cause d'admission à l'hôpital ou de décès.

	ADMISSIONS.		DÉCÈS.	
	TOTAL en 20 années.	PROPORTION annuelle sur 1,000 homm.	TOTAL en 20 années.	PROPORTION annuelle sur 1,000 homm.
Fièvres	7,078	173	118	2·9
Fièvres éruptives	34	1	3	·1
Maladies du poumon	4,883	120	245	6·0
— du foie	857	21	47	1·1
— du tube gastro-intestinal	6,317	155	147	3·6
— du cerveau	236	6	30	·8
Hydropisies	70	2	16	·4
Affections rhumatismales	1,383	34	9	
— vénériennes	7,336	180	2	
Abcès et ulcères	6,013	147	7	
Blessures et contusions	4,105	100	23	1·4
Suite de punition corporelle	1,628	40	»	
Maladies des yeux	4,162	102	»	
— de la peau	858	21	»	
Maladies autres	1,679	40	18	
Total	46,639	1,142	665	16,3

Quoiqu'il y ait à Malte un plus grand nombre d'admissions qu'à Gibraltar, la différence en plus porte spécialement sur des maladies qui se terminent rarement par la mort; telles sont les affections vénériennes, les ulcères et les maladies des yeux. Ce fait explique comment les maladies sont plus nombreuses à Malte, bien que la mortalité y soit inférieure à celle de Gibraltar.

FIÈVRES.

	ADMIS.	MORTS.	RAPPORT des décès aux admissions.
Fièvre quotidienne.........	232	1	1 sur 232
— Tierce.....	79	..	0 — 79
— Rémittente........	384	16	1 — 24
— Commune continue............	6,255	94	1 — 67
Synochus.................	125	5	1 — 25
Typhus..................	3	2	1 — 3
Total.....	7,078	118	1 sur 69
Proportion sur 1,000 hommes d'effectif........	173	2·9	..

Le tableau suivant indique la proportion des admissions et décès par fièvres sur 1000 hommes d'effectif dans trois localités différentes de Malte.

	LA VALETTE.	COTTONERA.	FLORIANA.
Admis..............	133	178	217
Morts.....................	1,4	3,5	4,0

Quelle est la nature de ces fièvres? Les documents anglais n'en disent rien; toutefois, nous ne croyons pas pouvoir passer sous silence la réflexion suivante de M. Tulloch :

« On a remarqué que presque toutes les fièvres intermit- « tentes traitées à Malte avaient une origine étrangère à cette « île, et qu'elles se rattachent la plupart du temps à un séjour « antérieur aux îles Ioniennes ou dans d'autres colonies. »

MALADIES DE L'APPAREIL RESPIRATOIRE.

	ADMIS.	MORTS.	RAPPORTS des décès aux admissions.
Pneumonic	1,370	44	1 sur 31
Pleurésie	21	..	0 — 21
Hémoptysie	106	8	1 — 13
Phthisie	235	144	10 — 16
Catarrhe aigu	2,616	18	1 — 145
— chronique	425	26	1 — 16
Asthme	40	1	1 — 40
Dyspnée	70	4	1 — 17
Total	4,883	245	1 — 20
Proportion annuelle sur 1,000 hommes	120	6	..

D'après le tableau qui précède, le climat ne serait pas favorable aux personnes prédisposées aux maladies pulmonaires; la mortalité causée par ces affections est plus considérable qu'à Gibraltar, et il y a lieu de croire que, si l'on avait pu tenir compte des convalescents morts pendant la traversée de Malte en Angleterre, elle se serait élevée plus haut même que dans le Royaume-Uni. Il est digne de remarque que, dans un lieu où le thermomètre ne tombe jamais jusqu'au point de la formation de la glace, où la température des nuits diffère peu de celle des jours, enfin, où l'on éprouve rarement ces transitions subites de température auxquelles on attribue, dans d'autres climats, les maladies du poumon, la proportion des admissions soit néanmoins seulement d'un cinquième au-dessous du chiffre constaté en Angleterre.

Le fait suivant peut servir à démontrer combien le climat de Malte tend peu à diminuer la disposition à la phthisie pulmonaire. Durant les sept dernières années, le nombre d'individus attaqués annuellement parmi la garnison de l'île, a été en moyenne de 6 7/10 sur 1,000 hommes d'effectif; tandis qu'en Angleterre, pendant la même période, la proportion des phthisiques parmi les dragons de la garde et de la ligne a été seulement de 6 4/10 par mille annuellement.

L'influence meurtrière des maladies de l'appareil respiratoire ne s'étend pas uniquement à la garnison. Elle sévit avec une égale intensité parmi les indigènes. De 1822 à 1834 inclusivement, les décès ont été répartis de la manière suivante dans la population civile de tous les âges.

	Janvier.	Février.	Mars.	Avril.	Mai.	Juin.	Juillet.	Août.	Septembre.	Octobre.	Novembre.	Décembre.	TOTAL.
Pneumonie	75	58	73	73	55	29	10	19	25	27	31	48	523
Pleurésie	15	7	11	7	12	3	7	6	3	4	6	11	92
Hémoptysie	13	10	20	7	4	13	4	8	7	10	13	9	118
Phthisie pulmonaire	115	94	115	122	147	91	110	140	103	129	105	122	1363
Consomption (sic)	238	177	205	179	202	223	294	249	258	301	233	227	2786
Catarrhes	110	118	128	102	71	66	60	64	53	70	83	131	1056
Asthme	80	73	74	53	46	31	38	30	19	34	43	66	587
Toux convulsive	50	23	18	14	16	11	8	3	7	2	2	5	139
Total	676	560	644	557	553	467	531	489	574	577	516	619	6664

Un total de 6,664 morts pour treize années donne un nombre annuel de 513 décès; ce qui, sur une population d'environ 100,000 individus de tout âge, forme une proportion de 5 1/8 décès sur mille habitants, c'est-à-dire à peine un décès par mille en moins que parmi les troupes. La mortalité par maladie de poitrine, en Suède, est de 5 6/10 sur mille habitants.

MALADIES DU FOIE.

	ADMIS.	MORTS.	RAPPORT des décès aux admissions.
Hépatite aiguë........	411	19	1 sur 22
— chronique...	198	23	1 — 9
Ictère..	248	5	1 — 49
Total........	857	47	1 — 18
Proportion sur 1,000 hommes.....	21	1,1	..

Cette classe de maladies a été deux fois plus fréquente, et dans quelques occasions, trois fois plus meurtrière à Malte qu'à Gibraltar ou en Angleterre. Parmi les indigènes, les maladies du foie sont plus rares même qu'en Angleterre ; elles ont donné lieu à une mortalité annuelle de 11 sur 100,000 habitants.

MALADIES GASTRO-INTESTINALES.

	ADMIS.	MORTS.	RAPPORT des décès aux admissions.
Inflammation abdominale (*sic*)..........	21	4	1 sur 7
— de l'estomac ..	10	1	1 — 10
— des intestins...	68	7	1 — 10
— hématemése...	9	2	1 — 4 1/2
Dyssenterie aiguë....	1303	78	1 — 17
— chronique	98	16	1 — 6
Indigestion	164	1	1 — 164
Colique..............	508	2	1 — 254
Constipation.........	659	1	1 — 659
Cholera..............	454	5	1 — 91
Diarrhée............	3023	30	1 — 101
Total.........	6317	147	1 sur 43
Proportion annuelle sur 1,000 hommes ..	155	3,6	..

Cette classe de maladies est très-commune parmi les troupes; heureusement elle prend rarement un caractère grave; la dysenterie aiguë ou chronique, qui est si meurtrière dans les Indes occidentales, est ici comparativement rare. La proportion annuelle des décès est d'environ 3 6/10 sur mille hommes d'effectif, chiffre beaucoup plus élevé que le chiffre fourni par Gibraltar, quoique la proportion des malades soit moins considérable à Malte.

Le tableau suivant que nous empruntons à la topographie médicale du docteur Hennen, peut servir à mettre en relief l'augmentation des admissions aux hôpitaux militaires pendant la période de juin à novembre, de 1816 à 1823.

	Janv.	Fév.	Mars.	Avril.	Mai.	Juin.	Juill.	Août.	Sept.	Oct.	Nov.	Déc.	TOTAL.
Dyssenterie aiguë.	35	19	21	18	18	37	52	50	69	75	111	61	564
Choléra morbus..	3	1	2	5	8	10	26	13	7	13	6	2	106
Diarrhée..... ...	45	31	32	28	45	84	128	158	174	167	129	65	1086
Total.......	83	51	55	51	71	131	221	206	258	255	246	128	1756

Le tableau suivant résume la mortalité causée par diarrhée et dyssenterie dans la population civile de Malte, pendant la période de 1822 à 1834.

	Janv.	Févr.	Mars.	Avril.	Mai.	Juin.	Juill.	Août.	Sept.	Oct.	Nov.	Déc.	TOTAL.
Dyssenterie......	66	55	54	41	53	112	199	189	162	212	207	128	1478
Diarrhée.........	205	166	168	166	15	260	354	335	260	270	278	274	2901
Total	272	221	222	207	208	372	533	524	422	491	482	402	4379

CHOLÉRA ÉPIDÉMIQUE.

Aucun cas de choléra ne s'est présenté pendant la période que nous passons ici en revue; le choléra épidémique se manifesta à Malte en juin 1837 et y fit de grands ravages parmi les troupes et parmi les habitants; mais les détails de cette épidémie ne seraient point ici à leur place.

MALADIES CÉRÉBRALES.

	ADMIS.	MORTS.	RAPPORT des décès aux admissions.
Inflammation du cerveau	9	1	1 sur 9
Céphalalgie	16	..	0 — 16
Apoplexie	28	15	1 — 2
Paralysie	29	22	1 — 14
Catalepsie	1	..	0 — 1
Fièvre par ébriété (*fever of Drunkards*)	38	5	1 — 8
Folie	15	2	1 — 7
Folie furieuse	30	2	1 — 15
Hydrencéphalie	1	1	1 — 1
Épilepsie	69	2	1 — 35
Total	236	30	..
Proportion annuelle sur 1,000.	6	8/10	1 sur 8

La proportion des admissions pour cette classe de maladies est exactement la même ici qu'à Gibraltar et dans la Grande-Bretagne. La proportion des décès correspond également à celle qui a été constatée dans ces deux stations. A Malte, comme en Angleterre, nous voyons la mortalité causée par maladies cérébrales deux fois plus considérable parmi les habitants civils que parmi les militaires; le total des morts pour la première catégorie d'individus s'est élevé en treize ans à 1758, ou 135 par an; ce qui, pour une population de 100,000 individus, porte la proportion des morts à près de 1 4/10 sur mille habitants.

De 1822 à 1834 les décès par apoplexie sont répartis comme il suit dans les divers mois de l'année.

	Janv.	Févr.	Mars.	Avril.	Mai.	Juin.	Juill.	Août.	Sept.	Oct.	Nov.	Déc.	TOTAL.
Décès par apoplexie (1).	207	185	175	131	113	95	86	80	97	112	117	147	1540

Ainsi, de juin à septembre qui sont les mois les plus chauds de l'année, les apoplexies sont à peine de moitié aussi nombreuses que de décembre à mars qui sont les plus froids; en examinant séparément chacune des années, on retrouve la même disposition avec une uniformité remarquable. Les morts causées par cette maladie augmentent avec la plus parfaite régularité du mois d'août où elles sont à leur minimum, jusqu'au mois de février où elles atteignent leur maximum; elles décroissent dans la même proportion pendant les six autres mois.

(1) Il est fort douteux que le mot apoplexie ait, dans les documents anglais, la signification qu'il possède parmi les médecins français.

HYDROPISIES.

	ADMIS.	MORTS.	RAPPORT des décès aux admissions.
Anasarque	36	9	1 sur 4
Ascite	30	5	1 — 6
Hydrothorax	4	2	1 — 2
Total	70	16	1 sur 4
Proportion annuelle sur 1,000.	2	4/10	..

La mortalité offre la même proportion qu'en Angleterre et à Gibraltar, mais les admissions sont ici plus nombreuses.

Le tableau suivant résume la proportion des admissions aux hôpitaux à Malte, à Gibraltar et dans le Royaume-Uni, pour plusieurs maladies non comprises dans les tableaux précédents.

	Admissions annuelles sur 1,000 hommes d'effectif.		
	A Malte.	A Gibraltar.	En Angleterre
Affections rhumatismales	34	38	50
— vénériennes	180	57	181
Abcès et ulcères	147	101	133
Coups et blessures	100	89	126
Maladies des yeux	102	97	19
— de la peau	21	13	29
Suite de punition corporelle	40	16	8

Nous nous bornons à faire remarquer ici la faible proportion des admissions pour maladies vénériennes à Gibraltar.

PESTE.

Les rapports de Malte ont signalé des irruptions de peste en 1519, 1593, 1623 et 1663 ; néanmoins, il ne paraît pas qu'à aucune de ces époques, la mortalité ait été fort considérable, ni le fléau de très-longue durée. Toutefois, en 1675, la peste se déclara dans Malte avec une violence terrible, et n'enleva pas moins de 11,900 personnes ; puis, pendant 138 années consécutives, l'île resta libre de toute épidémie de cette maladie ; enfin, au mois d'avril 1813, quelques cas douteux se présentèrent, mais vers le milieu du mois suivant la peste étendit ses ravages dans toutes les directions ; de ce moment, jusqu'à son extinction complète, dans le mois de novembre suivant, la mortalité fut ainsi répartie :

Mai (1)	110	décès.
Juin	800	
Juillet	1595	
Août	1042	
Septembre	674	
Octobre	211	
Novembre	53	
Total	4485	

Le total des individus atteints de peste fut d'environ 5,600.

(1) Il est curieux de comparer la marche de la peste de Malte, avec celle du Caire, en 1835. Voici le chiffre de la mortalité pendant les cinq mois correspondants à l'épidémie; j'emprunte ce document à

La maladie ne se montra point aussi générale parmi les troupes queparmi les habitants de l'île ; elle se manifesta spécialement dans le 3e bataillon de garnison, et dans le régiment de Rolle (1).

FENCIBLES MALTAIS.

(Malta Fencibles.)

Ce corps, formé en 1825, est composé entièrement de Mal-

l'ouvrage de M. Gaëtani-Bey, (*Sulla peste che afflisse l'Egitto, l'anno* 1835. *Napoli*, 1841).

Janvier.	679	décès.
Février.	907	id.
Mars.	3,413	id.
Avril.	17,083	id.
Mai.	10,484	id.
Juin.	1,185	id.

(1) Ce fait est d'autant plus remarquable, que les deux corps signalés dans les documents anglais, habitaient la partie la plus élevée de la citadelle de Malte ; mais je n'ai pas besoin de répéter, combien il importe de distinguer le lieu où une maladie se déclare, de celui où elle a été contractée. Malheureusement, le texte anglais garde le silence sur la répartition du service parmi les troupes, à l'époque de la peste, et nous laisse même ignorer si cette maladie se développa spontanément dans Malte, ou si elle y fut importée. — Quoi qu'il en soit, on trouvera dans mon *Essai de Géographie médicale*, plusieurs exemples de la disparition de la peste avec l'élévation du sol. Voici, d'autre part, comment s'exprime le docteur Witt, médecin de l'armée russe, dans sa relation médicale de la campagne de Turquie, en 1828 : « Nous connaissions la non-existence de la maladie (à bubons), *et sa non-contagion*, dans les parties *montagneuses* de la Valachie et de la Moldavie, et l'immunité des habitants de la montagne, contre les affections qui sévissent dans les *localités basses* du pays. » (*Prof. Ch. Witt, Uber die Eigenthümlichkeit der sogenannten Wallachischen Seuche. Leipzig*, 1844.)

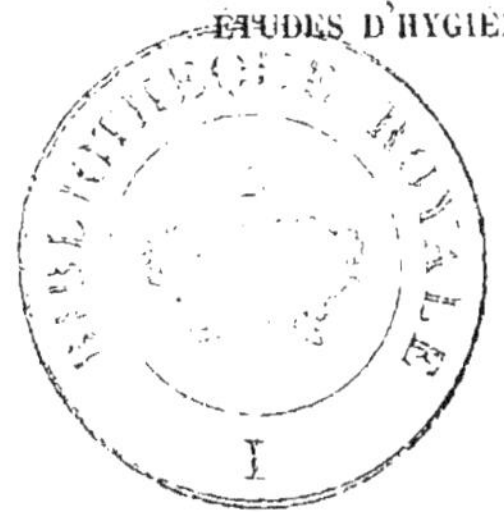

tais enrôlés pour un temps limité, et sous la condition de n'être pas employés hors de l'île.

Les soldats maltais étant traités dans les hôpitaux civils qui n'adressent pas de rapports au Directeur général du service de santé, nous devons nous borner ici à donner le chiffre des malades et des morts d'après les rapports adressés au ministre de la guerre.

ANNÉES.	EFFECTIF.	MORTS.	NOMBRE permanent des malades.
1826	500	3	13
1827	582	6	14
1828	545	2	15
1829	509	5	14
1830	504	9	15
1831	503	4	14
1832	506	3	16
1833	505	4	15
1834	507	6	12
1835	508	4	8
1836	507	5	9
Total...........	5,676	51	145
Moyenne........	515	$4\,{}^{7}/_{11}$	13

Ainsi 51 hommes seulement sont morts dans une période de 11 ans sur un effectif annuel de 515 hommes, ce qui donne une mortalité de 9 sur 1000 annuellement, mortalité de moitié inférieure à celle des troupes anglaises.

Le nombre permanent des malades est également très-faible : 13 sur un effectif de 515 hommes, ou environ 25 sur 1000, c'est-à-dire à peu près la moitié du nombre fourni par les troupes britanniques. Deux circonstances indépendantes de l'influence du climat semblent produire ce résultat.

Ainsi, il est permis d'attribuer cette différence, à ce que d'une part les soldats maltais ne se livrent pas comme le soldat anglais aux excès de boisson, et à cette autre circonstance, qu'étant en grande partie mariés, ils fournissent une moindre proportion de maladies vénériennes. Il ne faut pas perdre de vue que le corps des *Fencibles* ayant été organisé seulement en 1825, et la durée du service ayant d'abord été fixée à cinq ans, on a dû substituer des hommes jeunes et d'une bonne constitution à ceux dont la santé commençait à se détériorer. Les derniers rapports portent d'ailleurs à plus de trois cinquièmes la proportion des hommes au-dessous de 25 ans. Abstraction faite de toutes ces circonstances, si nous comparons le nombre des décès parmi ces hommes avec celui que présente la population civile, nous trouvons une différence notable en moins en faveur des premiers, preuve manifeste de la bonne santé générale et de la validité parfaite des Fencibles maltais.

Il importe encore de remarquer que la solde du soldat maltais est de 8 deniers 1/2 par jour, et qu'elle est grevée d'une retenue de 1 1/2 denier par jour pour le pain, et d'un denier en sus toutes les fois qu'il y a distribution d'une demi-pinte de vin. Les Maltais font très-peu usage de viande, et se nourrissent de pain, de légumes, et quelquefois de poisson.

ILES IONIENNES.

Les îles comprises dans ce commandement militaire, sont : Corfou, Naxo, Sainte-Maure, Céphalonie, Théaki (Ithaque), Zante et Cérigo. A l'exception de la dernière, notablement éloignée des autres, elles s'étendent du nord-ouest au sud-est, en formant une chaîne continue, qui longe la côte de la Grèce, depuis l'entrée de l'Adriatique jusqu'à l'extrémité sud de la Morée.

Ces différentes îles présentent toutes le même aspect physique. Montagneuses, abruptes et pour la plupart sans végétation, elles n'offrent au premier coup d'œil que des masses de rochers nus, aux formes brusques et pittoresques, et entrecoupées par de grandes crevasses et de profonds ravins qui s'ouvrent quelquefois sur des vallées d'une certaine étendue. En quelques endroits, ces vallées sont susceptibles de culture et même très-fertiles ; sur d'autres points l'absence d'écoulement des eaux les rend humides et même marécageuses. Les côtes sont quelquefois profondément échancrées par des baies de peu de profondeur et des lagunes dont les bords sont vaseux ; toutefois, l'étendue des terres marécageuses n'est pas considérable, si ce n'est à Corfou.

Ces îles sont loin de se faire remarquer par cette exubérance de végétation, que l'on considère comme signe d'insalubrité dans les climats chauds ; si l'on excepte Corfou, Naxo et Zante, les arbres y sont rares ; l'on rencontre principalement des oliviers qui végètent sur le sol le plus pauvre. Comme les olives forment un article d'une exportation facile et exigeant peu de travail, les habitants ne s'adonnent guère à une culture plus laborieuse, *aussi le sol ne reçoit-il pas toutes les améliorations dont il serait susceptible* (1) ; des terrains fertiles sont abandonnés aux eaux stagnantes, et quoi qu'on ait pu faire depuis quelques années pour dessécher les marais et augmenter l'étendue des terres cultivables, la plus grande partie du blé consommé par les habitants est toujours importée.

Comme, à l'exception de Cérigo, ces îles ne diffèrent point essentiellement sous le rapport géographique, il y a peu de différence dans la nature de leur climat. Semblables à toutes les régions montagneuses, elles sont sujettes à des variations atmosphériques très-soudaines, le froid et la chaleur, la sécheresse et l'humidité, la tempête et le calme, se succèdent souvent dans l'espace de quelques heures. Les montagnes de l'Albanie, couvertes de neige durant six ou sept mois de l'année, exercent une influence considérable sur la température de ces îles, en augmentant le froid pendant l'hiver et le printemps, tandis que la réflexion des rayons solaires par les surfaces nues et arides des montagnes rocheuses, qui entrecoupent la plupart des îles Ioniennes, tend à y rendre la chaleur aussi étouffante que dans des latitudes plus méridionales.

On a résumé dans le tableau suivant la moyenne de la température de chaque mois, à Corfou, d'après une période d'observation de dix années.

(1) Ce défaut de culture du sol me paraît constituer la cause principale de l'insalubrité des îles Ioniennes. Pendant l'expédition française de Morée, en 1828, j'ai pu me convaincre que les maladies nombreuses de nos soldats puisaient souvent leur origine dans une source analogue.

MOIS.	1820	1821	1822	1823	1824	1825	1826	1827	1828	1829	MOYENNE.
Janvier.........	51°	52°	53°	52°	52°	52°	53°	54°	51°	56°	52 11/36°
Février.........	54	53	49	53	54	51	50	53 1/2	53 1/3	50	52 11/11
Mars...........	55	56	53	56	56	51	55	55	57	59	55 11/90
Avril...........	62	63	59	59	65	57	57	57	60 1/2	62 1/2	59 15/12
Mai............	73	74	63	68	71	69	61	67 1/2	68 1/2	68	67 19/81
Juin............	72	74	76	75	56	69	70	71	76 1/2	71	72 22/47
Juillet..........	78	79	80	79	77 1/2	76	73	79 1/2	81	79	78 25/68
Août............	82	84	84	80	81 1/2	77	80	82 1/2	82 1/2	82	81 27/47
Septembre.......	76	78	82	79	80 1/2	74	79	75 1/2	76	79	78 25/56
Octobre.........	69	67	75	73	73	65	72	71	69 1/2	73	70 24/47
Novembre.......	64	63	65	53	62	62 1/2	66 1/2	64	64	64	63 17/58
Décembre.......	67	59	58	54	58	61	59	60	57	57	59 15/00
Moyenne annuelle.....	67	66 3/4	66 3/4	66	65 1/2	63 1/2	64 3/4	66	66 1/2	66 3/4	65 1/2

La température des saisons est fortement influencée par la direction du vent. Quand ce dernier souffle nord ou nord-est, il est généralement frais et agréable, mais quand il vient du sud ou des points collatéraux, il est humide et brûlant, souvent accompagné de pluies et de brouillards.

Les vents sont extrêmement variables et irréguliers, et souvent ils soufflent avec force dans des directions contraires à la distance de quelques milles.

Nous ne possédons pas une mesure exacte de la quantité de pluie qui tombe annuellement aux îles Ioniennes; mais il semblerait qu'elle est au-dessous de la quantité moyenne observée sous cette latitude. Il n'y pleut pas par torrents comme à Gibraltar et dans la partie méridionale de l'Espagne, mais naturellement; les pluies, comme celles de la zone tempérée du Nord, sont plus également distribuées dans toute l'année; les plus fortes tombent généralement en novembre, décembre, février et mars, et les moins fortes de juin à septembre. D'après une moyenne de dix années, le nombre des jours pluvieux à Corfou est ainsi réparti dans chaque mois :

MOIS.	1820	1821	1822	1823	1824	1825	1826	1827	1828	1829	MOYENNE.
Janvier.......	7	4	19	14	15	6	21	19	7	19	13·1
Février......	9	11	7	16	10	8	8	13	10	22	11·4
Mars.........	11	14	6	14	14	11	1	10	12	15	10·8
Avril.........	9	12	11	10	24	7	10	5	10	15	11·3
Mai..........	6	9	8	3	4	5	10	2	1	8	5·6
Juin..........	8	10	4	3	4	8	7	10	1	5	6
Juillet.......	3	1	1	1	2	4	2	4	1	..	1·9
Août.........	1	2	1	..	1	1	..	..	..	..	·6
Septembre...	8	6	7	3	7	10	3	14	4	4	6·6
Octobre......	10	14	9	12	7	12	17	16	8	9	11·4
Novembre...	8	7	9	10	6	16	23	20	12	20	13·1
Décembre....	17	16	12	13	11	16	18	8	7	14	13·2
Total.	97	106	94	99	105	104	120	121	37	131	105.

Le groupe entier des îles Ioniennes, et particulièrement Sainte-Maure, Céphalonie, Zante et Théaki, est très-sujet à des tremblements de terre qui, plusieurs fois, ont causé de grands dommages. A Sainte-Maure ils ont parfois continué presque sans interruption durant plusieurs semaines, et une année se passe rarement sans qu'on sente de violentes secousses dans quelque partie du commandement.

Ce commandement est occupé par les compagnies de guerre de plusieurs régiments de ligne, deux compagnies d'artillerie et un détachement de sapeurs; l'effectif a varié de 3,000 à 4,500 hommes pendant la période qui nous occupe.

Le service des troupes diffère sous quelques rapports de celui des autres colonies. Quand ces îles furent définitivement placées sous le protectorat du gouvernement britannique, on jugea nécessaire d'améliorer les communications du littoral avec l'intérieur, et un grand nombre de militaires furent, pendant plusieurs années, employés à l'exécution des routes; de là naquirent un certain nombre de maladies graves parmi les travailleurs.

Pendant ces dernières années d'importants travaux de

fortification ont été exécutés dans la petite île de Vido, et quelques centaines d'hommes y ont été constamment employés, les uns comme simples terrassiers, les autres comme ouvriers pour la construction des bâtiments et des forts. Ce travail était ordinairement exécuté par le corps en garnison à Corfou. On travaillait de 7 heures à midi le matin, et de 2 heures à 7 l'après-midi; les terrassiers recevaient un supplément de solde de 6 à 7 deniers par jour, et les ouvriers, maçons, mécaniciens, etc., etc., de 9 deniers à 1 schelling.

L'espace affecté à chaque homme dans les différentes casernes du commandement varie de 400 à 500 pieds cubes.

Le régime alimentaire se compose, aux îles Ioniennes comme à Malte, d'une livre de pain et d'une livre de viande fraîche par jour, pendant six jours de la semaine, et, le septième jour, d'une livre de viande salée avec trois quarts de livre de biscuit; les repas sont réglés de la même manière.

Le bétail est tiré de la côte d'Albanie; le blé est importé de la mer Noire, les îles n'en produisant pas assez; la troupe ne reçoit pas de vin.

Le tableau suivant résume le nombre et la proportion des malades et des décès :

ANNÉES.	EFFECTIF d'après les rapports du ministère.	ADMISSIONS à l'hôpital.	MORTS d'après les rapports médicaux.			PROPORTION sur 1,000 hommes d'effectif.	
			DANS les îles Ioniennes.	PARMI LES réformés renvoyés à Malte.	TOTAL des décès.	ADMIS.	MORTS.
1817	3,000	4,133	119	27	146	1,378	49
1818	3,203	4,077	79	7	86	1,273	27
1819	3,020	4.136	103	..	103	1,370	34
1820	2,854	3,557	59	..	59	1,246	21
1821	3,483	5,182	120	3	123	1,488	35
1822	3,842	4,879	86	4	90	1,270	23
1823	3,730	3,654	111	6	117	980	31
1824	3,631	4,001	101	8	109	1,102	30
1825	3,479	3,089	69	6	75	1,175	22
1826	3,368	4,816	167	3	70	1,132	21
1827	3,490	3,384	94	..	94	1,256	27
1828	4,178	5,792	147	..	147	1,386	35
1829	4,614	6,050	138	..	138	1,311	30
1830	4,646	5,971	118	..	118	1,285	25
1831	3,388	3,640	50	..	50	1,074	15
1832	3,254	3,164	46	..	46	972	14
1833	3,257	3,495	58	..	58	1,061	18
1834	3,281	3,499	54	..	54	1,218	16
1835	3,274	3,209	44	..	44	980	13
1836	3,298	3,250	48	..	48	885	15
Total.	70,293	84,438	1,711	64	1,775	..	..
Moyenne.	3,515	4,222	..	..	89	1,201	25,2

Le nombre des admissions est donc de 1201 sur 1000 hommes, proportion supérieure d'un douzième à celle des admissions à Malte.

Les rapports médicaux ne mentionnant que les décès des militaires qui ont subi un traitement, le tableau suivant, basé sur les rapports transmis directement par l'autorité militaire au ministre de la guerre, peut donner une idée plus exacte des pertes réelles des troupes occupant les îles Ioniennes.

	1817	1818	1819	1820	1821	1822	1823	1824	1825	1826	1827	1828	1829	1830	1831	1832	1833	1834	1835	1836	TOTAL.
Morts dans les îles Ioniennes d'après les rapports du ministère..........	119	88	119	65	127	100	119	122	82	90	104	163	148	126	60	61	63	57	54	58	1925
Morts dans les îles Ioniennes d'après les rapports médicaux.	119	79	103	59	120	86	111	101	69	67	94	147	138	118	50	46	58	54	44	48	1711
Omis dans les rapports médicaux.........	..	9	16	6	7	14	8	21	13	23	10	16	10	8	10	15	5	3	10	10	214

D'après les rapports du ministère, la mortalité s'élèverait donc annuellement à 28 8/10 sur 1000 hommes.

Ainsi le climat de ces îles serait beaucoup plus défavorable à la santé du soldat anglais que celui des autres stations de la Méditerranée. Le nombre des décès est à celui de Malte comme 28 3/10 est à 18 3/4 et, à celui de Gibraltar, comme 28 3/10 est à 22 1/4.

Il ne semble pas que la mortalité soit plus considérable parmi les habitants des îles Ioniennes que parmi ceux de Malte et du sud de l'Europe. Le tableau suivant correspond à la période de 1828 à 1834 .

ANNÉES.	POPULATION des îles Ioniennes.	DÉCÈS ANNUELS.	
1828	195,323	5,352	
1829	189,898	5,018	
1830	187,474	5,498	
1831	188,690	4,773	
1832	192,846	4,306	
1833	194,167	5,013	
1834	194,395	4,818	
Total...........	1,342,793	34,678	ou 1 sur 39.

Ainsi, malgré les apparences contraires, la mortalité parmi les indigènes des îles Ioniennes est à peu près celle de Maltais habitant Malte. Depuis environ six ans, on a observé que la mortalité des troupes subissait une réduction notable; en effet, pendant cette période de temps, la moyenne des morts a été dans les îles Ioniennes moindre qu'à Malte et à Gibraltar, et cette amélioration s'est étendue à toutes les îles du commandement. A ce sujet nous pouvons seulement constater que dans ces derniers temps de grandes améliorations ont été réalisées dans la tenue des hôpitaux et du casernement, et que peu de soldats ont été employés au travail des routes. *L'agriculture aussi a fait de grands progrès dans des districts autrefois incultes*, et plusieurs lacs et marais, auxquels on supposait une influence désastreuse sur la santé, ont été desséchés et convertis en un sol cultivable, circonstances qui ont dû produire des modifications considérables dans l'état sanitaire des troupes.

Le tableau suivant résume les diverses catégories de maladies qui ont été cause d'admission aux hôpitaux ou de décès :

	TOTAL des admissions en vingt années.	TOTAL DES MORTS. en vingt années. DANS les îles Ioniennes	PARMI LES Invalides envoyés à Malte.	DES deux classes.	PROPORTION annuelle sur 1,000 hommes. ADMIS.	MORTS.
Fièvres	32,160	887	29	916	457	13.
— Éruptives	58	2	..	2	1	..
Maladies du poumon	6,513	320	17	337	90	4·8
— Du foie	1,168	56	2	58	17	.8
— Gastrointestinales	10,969	237	10	247	156	3·5
— Cérébrales	693	69	2	71	10	1·
Hydropisie	183	43	1	44	2 1/2	
Affections rhumatismales	2,428	7	..	7	34 1/2	
— Vénériennes	4,660	3	..	3	66 1/2	
Abcès et ulcères	8,199	8	..	8	117	
Coups et blessures	8,442	28	..	28	120	
Suite de punition corporelle	2,614	1	..	1	37	1·5
Maladies des yeux	2,903	..	..	..	41	
— de la peau	1,241	1	..	1	17 1/2	
Autres maladies	2,407	49	3	52	34	
Total	84,438	1,711	64	1,775	1,201	25·2

FIÈVRES.

	ADMISSIONS.	DÉCÈS, y compris ceux des invalides envoyés à Malte	RAPPORT des morts aux admissions.
Fièvres quotidiennes intermittentes	5,363	44	1 sur 122
— Tierces	3,848	11	1 — 350
— Quartes	107	..	0 — 107
— Communes continues	15,855	229	1 — 69
— Rémittentes	6,934	623	1 — 11
Synochus	43	5	1 — 9
Typhus	10	4	1 — 2 1/2
Total	32,160	916	1 sur 35
Proportion annuelle sur 1,000 hommes d'effectif	457	13.	..

La prédominance et le caractère meurtrier de cette classe de maladies est une des particularités caractéristiques du climat des îles Ioniennes ; on peut attribuer près de la moitié des admissions et des morts à cette classe de maladies.

	ADMISSIONS annuelles sur 1,000 hommes d'effectif.		
	Gibraltar.	Malte.	Iles Ioniennes.
Fièvres intermittentes......	5	8	132
— Rémittentes..........	5	9	99
— Communes continues.(1)	117	152	226

Les fièvres rémittentes règnent ordinairement aux mois de juillet, août, septembre et octobre. Quelquefois elles se montrent dès le mois de juin et continuent jusqu'en novembre, mais elles se montrent rarement dans une autre saison de l'année.

Les fièvres intermittentes se montrent principalement dans les mois d'hiver et de printemps (2). Il a été constaté par les

(1) Cette dénomination de *fièvre continue commune*, que nous rencontrons dans les documents relatifs à presque tous les commandements militaires, est une source regrettable d'obscurité. Si on ne la trouvait que dans les rapports concernant des localités marécageuses, on pourrait en conclure que la *fièvre continue commune*, n'est autre que cette forme pyrexique à laquelle j'ai donné le nom de *fièvre continue paludéenne*, maladie parfaitement connue de tous les médecins de l'armée d'Afrique ; mais nous trouvons cette dénomination, jusque dans les rapports relatifs à l'Angleterre. Il devient dès lors évident que, sous le nom dont il s'agit, les chirurgiens anglais ont dû désigner des états pathologiques tout à fait dissemblables.

(2) Ainsi donc les documents anglais sont tout à fait conformes aux faits sur lesquels j'ai si souvent insisté, et qui ont servi de base à la

officiers de santé que les hommes atteints de fièvre rémittente durant l'été, sont particulièrement sujets à la fièvre intermittente quand vient l'hiver, même lorsqu'ils sont transférés dans une autre station où cette dernière maladie est rare. Ainsi lorsque le 7e régiment de fusiliers fut envoyé en 1828 des îles Ioniennes à Malte, presque tous les individus qui avaient été atteints de fièvre rémittente dans la première station, furent pris dans cette dernière de fièvre intermittente. Le même fait a été observé parmi les troupes anglaises après leur retour de Walcheren en Angleterre (1809).

Les habitants indigènes des îles Ioniennes souffrent aussi des fièvres rémittentes et intermittentes, mais beaucoup

doctrine de l'*intoxication*, ainsi qu'à la nouvelle théorie des *types*. Toutefois, il ne faudrait pas inférer des faits qui précèdent que l'éloignement du foyer paludéen, dénature constamment les types, et convertisse toujours la rémittence en intermittence. Les choses se passent ordinairement de la sorte; mais quand l'éloignement du foyer s'est effectué brusquement, le type du point de départ se produit souvent dans toute son intégrité au lieu d'arrivée. Ainsi, j'ai vu souvent au lazaret de Marseille, des fièvres rémittentes chez des militaires qui avaient quitté l'Algérie, en santé, mais dans la période chaude de l'année. Il y a plus: les évacuations de militaires sur Marseille, par bateaux à vapeur, m'ont permis de surprendre quelques cas, très-rares à la vérité, de fièvres paludéennes *continues*, et rappelant parfaitement les pyrexies du même type que j'avais observées pendant plusieurs années, et sur une large échelle, sur le littoral africain. — Quant à la forme dite *pernicieuse*, des fièvres de marais, c'est un, deux et quelquefois trois mois après le débarquement, que j'ai eu occasion de l'observer en France chez des militaires arrivés à Marseille, *en pleine santé*, et qui n'avaient pas éprouvé des accidents analogues en Algérie. Au reste, cette manifestation tardive d'accidents, dus à des diathèses morbides, contractées en des lieux ou des temps plus ou moins éloignés, est loin d'être l'apanage exclusif de la diathèse paludéenne. Je me suis trop largement étendu sur cette importante question dans diverses publications pour qu'il soit besoin ici d'insister davantage.

moins (1) généralement que la garnison. On a calculé qu'un cinquième de la population était annuellement atteint de ces deux maladies, qui néanmoins ne sont pas également fréquentes dans toutes les îles, comme l'indique le tableau suivant :

STATIONS.	FORCE totale en vingt années.	TOTAL DES ADMISSIONS en vingt années.			PROPORTIONS ANNUELLES sur 1,000 hommes d'effectif.			
		Intermittentes.	Rémittentes.	Communes continues.	Intermittentes.	Rémittentes.	Communes continues.	Fièvres en général.
Corfou et Naxo..	44,380	3,740	2,941	9,286	84	66	209	359
Sainte-Maure...	5,133	1,295	1,507	1,043	252	294	203	749
Céphalonie......	7,485	1,466	998	1,775	196	133	237	566
Théaki..........	1,302	345	151	163	265	116	125	506
Zante...........	7,939	1,282	1,123	2,198	141	141	277	580
Cérigo..........	1,495	296	162	198	98	65	240	503

(1) Il ne faudrait pas inférer, de ce passage, que les habitants ordinaires des contrées marécageuses jouissent d'une meilleure santé que les étrangers venus de dehors. Il ne s'agit ici que des formes morbides appartenant à chacun des éléments de la population. Ceux qui souffrent d'engorgement chronique des viscères abdominaux, ne sont nullement moins gravement malades, que ceux qui sont atteints de fièvre rémittente, etc., etc. Je me souviendrai toujours du déplorable état de santé des anciennes troupes africaines, qui firent l'expédition de Constantine, après avoir campé pendant plusieurs mois avant la campagne, sur le littoral marécageux de Bone, où l'on avait prétendu les acclimater. Pendant que l'armée assiégeait Constantine (1837), deux régiments débarquèrent en Afrique, les 26e et 61e de ligne, marchèrent immédiatement sur la ville assiégée ; pas un homme ne resta en arrière. Nous aurons occasion de revenir sur cette importante question d'hygiène militaire.

MALADIES DE L'APPAREIL RESPIRATOIRE.

	ADMIS.	DÉCÈS.	RAPPORT des décès aux admissions.
Pneumonie................	2,186	81	1 sur 27
Pleurésie..................	86	3	1 — 29
Crachement de sang.......	147	12	1 — 12
Phthisie...................	339	209	3 — 5
Catarrhe aigu..............	2,788	13	1 —214
Chronique.................	613	13	1 — 47
Asthme.....................	93	3	1 — 31
Difficulté de respirer.......	56	3	1 — 19
Douleur de poitrine........	5	..	0 — 5
Total............	6,313	337	1 sur 19
Proportion annuelle sur 1,000..................	90	4·8	..

Malgré le caractère variable du climat, malgré les changements brusques de température, *les maladies du poumon sont moins communes et moins meurtrières qu'à Malte et à Gibraltar.* Les admissions à l'hôpital et les décès présentent les proportions suivantes dans ces trois commandements :

	Admissions sur 1,000.	Décès sur 1,000.
Iles Ioniennes . . .	90	4,8
Malte	120	6,0
Gibraltar.	141	5,3

Les îles Ioniennes se font remarquer spécialement par la rareté des affections catarrhales. La proportion des admissions aux hôpitaux et des décès causés par la phthisie est moindre qu'à Gibraltar et qu'à Malte, où cependant la température est d'une uniformité remarquable.

La grippe a sévi dans tout le commandement durant l'été de 1833; elle parut d'abord à Céphalonie vers la fin de mai, et successivement dans les autres îles, pendant les deux mois qui suivirent. Aucune classe d'individus n'en fut exempte, et, en général, la population civile en souffrit plus que la garnison. Dans la ville de Zante plus de 3,000 personnes en furent attaquées, mais les cas furent plus rares dans la campagne. En résumé, l'épidémie fut moins grave que celle du Royaume-Uni, et parmi les adultes on compta peu de morts.

MALADIES DU FOIE.

	ADMIS.	DÉCÈS y compris ceux des malades envoyés à Malte.	RAPPORT des décès aux admissions.
Hépatite aiguë	600	24	1 sur 25
— chronique	344	31	1 — 11
Ictère	224	3	1 — 81
Total	1,168	58	1 sur 20
Proportion annuelle sur 1,000	17	8/10	

Ces maladies ne sont ni aussi fréquentes, ni aussi graves aux îles Ioniennes qu'à Malte, quoiqu'elles le soient beaucoup plus qu'à Gibraltar. Zante est la seule île du commandement où les maladies du foie se montrent avec une certaine intensité.

MALADIES GASTRO-INTESTINALES.

	ADMIS.	DÉCÈS, y compris ceux des Invalides envoyés à Malte.	RAPPORT des morts aux admissions.
Inflammation abdominale (1)	20	5	1 sur 4
Inflammation de l'estomac..	34	1	1 — 34
— des intestins..	201	22	1 — 9
Hématémèse..............	27	2	1 — 13 1/2
Dysenterie aiguë..........	3,461	116	1 — 30
— chronique	307	68	1 — 4 1/2
Indigestion	189	2	1 — 94
Colique....................	1,258	3	1 — 419
Diarrhée	3,896	15	1 — 260
Constipation..............	290	..	0 — 290
Choléra	1,286	13	1 — 99
Total..............	10,969	247	1 sur 44
Proportion annuelle sur 1,000....................	156	3·5	..

Comme la proportion des admissions et des morts est, à une fraction près, la même qu'à Malte, il est inutile d'entrer dans de plus longs détails sur ce chapitre. La principale circonstance qui mérite une certaine attention est que, là, comme dans les autres stations de la Méditerranée, les cas de dysenterie chronique sont très-graves, plus même que dans les Indes occidentales ; heureusement ils sont plus rares. Dans les Indes orientales et occidentales, le rapport des morts aux admissions varie de 1 sur 5 à 1 sur 6; à Gibraltar, il est de 1 sur 4 ; à Malte, de 1 sur 6, et aux îles Ioniennes de 1 sur 4 1/2.

Les maladies intestinales sont plus fréquentes durant les

(1) *Abdominal inflammation.*

mois les plus chauds; quelquefois, cependant, elles deviennent fort communes en janvier et février quand le froid est accompagné de beaucoup de pluie.

Les cas de choléra observés dans ce commandement n'ont pas été d'une nature grave. Les îles Ioniennes ont échappé jusqu'à ce jour au choléra épidémique dont les ravages ont été si terribles sur le continent européen et dans les autres stations de la Méditerranée.

MALADIES CÉRÉBRALES.

	ADMISSIONS.	DÉCÈS y compris ceux des Invalides envoyés à Malte.	RAPPORT des décès aux admissions.
Fièvre cérébrale	15	6	1 sur 2 1/2
Céphalalgie	59	1	1 — 59
Apoplexie	33	14	1 — 2 1/3
Paralysie	66	7	1 — 9 1/2
Coup de soleil	1	..	0 — 1
Delire	30	..	0 — 30
Folie furieuse	71	4	1 — 18
Epilepsie	226	9	1 — 25
Delirium tremens	192	30	1 — 6 1/2
Total	693	71	1 sur 10
Proportion annuelle sur 1,000	10	1	..

Les maladies de cette classe sont ici prédominantes et plus graves que dans les autres stations de la Méditerranée ; la différence vient principalement des admissions et des

(1) Il est digne de remarque combien cette maladie (si rare dans notre armée, au point, que plusieurs médecins militaires m'ont avoué ne l'avoir jamais observée) se montre très-fréquente et grave dans les diverses armées du nord de l'Europe.

morts causées par le *delirium tremens*, et qui sont cinq fois plus nombreuses qu'à Malte et à Gbraltiar. Si le degré d'intempérance doit s'estimer d'après ce renseignement, l'ivrognerie est beaucoup plus générale aux îles Ioniennes que dans les autres parties de la Méditerranée. Il est permis d'attribuer ce résultat au supplément de solde accordé aux militaires employés aux travaux, ainsi qu'au bas prix des boissons spiritueuses (1).

Il est digne de remarque que l'amélioration de l'état sanitaire général des troupes, a marché ici parallèlement avec l'augmentation de l'intempérance dans cette station.

HYDROPISIES.

	ADMISSIONS.	DÉCÈS y compris ceux des Invalides envoyés à Malte.	RAPPORT des morts aux admissions.
Anasarque	127	26	1 sur 5
Ascite	46	10	1 — 4 1/2
Hydrothorax	10	8	2 — 1 1/4
Total	183	44	1 sur 3 1/2
Proportion annuelle sur 1,000	2 1/2	6/10	..

(1) J'ai constamment remarqué qu'un usage modéré de boissons fermentées, et du bon vin en particulier, augmentait la force de résistance aux inflammations paludéennes. On peut même affirmer que la différence de régime explique en très-grande partie la différence de proportion des malades parmi les officiers et soldats, habitant des contrées marécageuses. Aussi, je pense qu'il sera toujours de bonne administration, d'allouer aux troupes une nourriture plus réparatrice et du vin, pendant leur séjour dans les localités où dominent les fièvres intermittentes.

Quoique les maladies de ce genre soient plus communes qu'à Malte, et deux fois plus fréquentes qu'à Gibraltar, où dans le Royaume-Uni, elles n'ajoutent point sensiblement au nombre de malades et de morts dans ce commandement.

Le tableau suivant résume la proportion des admissions aux hôpitaux des îles Ioniennes et dans trois autres stations, pour certaines maladies non examinées jusqu'ici.

	ADMISSIONS annuelles sur 1,000 hommes.			
	Iles Ioniennes	Malte.	Gibraltar.	Angleterre.
Affections rhumatismales. .	54	54	38	50
— vénériennes....	66	180	57	181
Ulcères et abcès...........	116	147	101	133
Coups et blessures........	120	100	89	126
Maladies des yeux.........	41	102	97	19
— de la peau.......	17	20	15	29
Suite de punition corporelle....................	54	40	16	8

D'après la moyenne des dernières vingt années, la proportion des admissions par suite de punition corporelle a été un peu au-dessous de celle de Malte, quoique beaucoup au-dessus de celle de Gibraltar et du Royaume-Uni. Ici aussi le nombre des punis a considérablement diminué, comme on peut le voir par le tableau suivant :

ANNÉES.	1817	1818	1819	1820	1821	1822	1823	1824	1825	1826	1827	1828	1829	1830	1831	1832	1833	1834	1835	1836	TOTAL.
Nombre d'hommes ayant subi des punitions corporelles...	167	205	323	215	333	343	133	124	101	72	60	87	102	103	57	50	40	35	36	26	2614
Proportion des hommes punis sur 1,000.......	56·	64·	107·	75·	96·	89·	36·	34·	29·	21·	17·	21·	22·	22·	17·	15·	12·	11·	11·	8·	37·

CORFOU.

Latitude, 39° 36'; longitude, 19° 50' E.

Vers le milieu de décembre 1815, la peste (1) se montra dans un petit village appelé Marathea, situé dans la partie sud de Corfou, au milieu d'une *vallée fort basse aboutissant à des étangs et des marais*. Pendant l'automne précédent, la fièvre rémittente avait attaqué beaucoup de monde dans le district entier ; les mois qui précédèrent l'apparition de l'épidémie, ne furent ni aussi froids, ni aussi humides que de coutume.

(1) Cette maladie peut être considérée comme occupant aujourd'hui un domaine circonscrit géographiquement du sud au nord, par les 29e et 46e degrés de latitude boréale, et de l'est à l'ouest, par les 36e et 17e degrés de longitude orientale. Les apparitions de la peste, hors de ces limites, deviennent de plus en plus rares. Je ferai seulement observer ici, que, dans les limites indiquées, les manifestations de la peste, coïncident très-souvent avec la présence d'un sol d'alluvion ; aussi, les médecins de l'armée Russe, furent-ils frappés dans la campagne de 1828, de la tendance des *fièvres de marais* du delta du Danube à se compliquer de *gonflement des ganglions de l'aine;* quelques-uns y reconnurent la peste, d'autres, plus exigeants, n'y virent que des *fièvres intermittentes avec bubons*. Voici comment s'exprime à ce sujet, le docteur Witt, médecin de l'armée russe, et aujourd'hui professeur à Saint-Pétersbourg, dans une monographie sur *l'épidémie de la Wallachie :* « Mon expérience personnelle m'autorise à affirmer que les fiè- « vres intermittentes des bouches du Danube, se compliquent habi- « tuellement de pétéchies, d'induration des ganglions et d'anthrax, « *accidents qui ne dépendent point de la peste, comme bien on le* « *pense.* »

Les progrès du fléau furent si rapides, qu'en peu de jours le quart des habitants de Marathea était mort, et avant qu'on eût pu prendre des mesures pour arrêter ses progrès, il se manifesta dans les villages voisins. Aussitôt que son existence eut été constatée officiellement, on prit des mesures pour intercepter toute communication entre les villages et la capitale; des cordons de troupes furent placés autour de chaque village où la peste avait fait son apparition; les habitants furent renfermés dans leurs résidences respectives; on ne permit aucune communication, même entre les villages attaqués, et les approches de la capitale furent gardées par une double ligne militaire que l'on ne pouvait franchir qu'après 14 jours de quarantaine. Par suite de ces précautions *peut-être* (1), l'épidémie fut renfermée dans les districts supérieurs et inférieurs de Leftimo, et la capitale échappa complétement. Vers le milieu de mai 1816, la peste avait entièrement disparu.

Lorsque la maladie eut disparu de Corfou, elle se manifesta au commencement de juin 1816, dans le village de Comitato, dans l'île de Céphalonie.

Indépendamment des causes citées de maladie, il existe dans le voisinage de la ville de Govino un immense fossé commencé par les Français, en 1814, dans un but de fortification. Ce fossé qui n'avait pas été conduit jusqu'à la mer, s'était rempli d'eaux stagnantes, et son existence étant préjudiciable à la santé publique, il fut comblé en 1819, par une réquisition générale des gens de la campagne; cependant la terre est restée humide et marécageuse en quelques endroits.

(1) Cette restriction me paraît indispensable, alors qu'il s'agit d'une maladie qui, en Egypte même, ne dépasse point Syout, et qui s'éteint spontanément à l'époque de l'année où le Nil convertit le pays en un vaste étang.

Le sol de l'île est une argile très-ferme qui conserve longtemps l'humidité ; les deux tiers de la superficie sont couverts d'arbres, principalement d'oliviers ; on peut donc dire que Corfou abonde en ce que l'on considère généralement comme source de *malaria*. Le docteur Hennen constate dans la topographie déjà citée, qu'il existe à peine un mille carré dans l'île, où l'on ne rencontre pas de miasmes engendrés par des débris végétaux en décomposition et par une humidité souterraine ou atmosphérique; dans toutes les saisons, les pluies sont fécondes en effluves, si elles sont suivies de chaleur. Sur une superficie de 150,000 acres que l'île présente 90,000 sont en vignes et en oliviers; 22,000 en diverses cultures ; 7,500 en pâturage, et environ 33,500 sont incultes et nus.

Les notions générales que nous avons déjà données sur le climat des îles Ioniennes sont assez applicables à celui de Corfou en particulier, pour qu'il ne soit pas nécessaire de s'étendre minutieusement sur ce sujet. Ce dernier peut être considéré comme extrêmement variable, plus même que ne sembleraient l'indiquer les variations thermométriques; souvent une différence de 20° dans la température se fait remarquer en peu d'heures; la moyenne des variations du thermomètre prise sur quatre années d'observations est de 44° à 90°, et le nombre des jours pluvieux pendant cette même période a été de 96 annuellement. On voit rarement de la neige dans la plaine, et elle séjourne peu de temps sur le sommet des montagnes.

La ville de Corfou est bâtie sur un promontoire irrégulier situé à l'est de l'île; elle est protégée du côté de la terre par une double ligne de fortifications, flanquées à l'est par une forte citadelle , construite sur un roc à pic, qui forme l'extrémité du promontoire, et à l'ouest, par le fort neuf, élevé sur une autre éminence rocheuse d'environ 100 pieds au-dessus du niveau de la mer.

Vis-à-vis de la ville, on voit la petite île de Vido, qui commande le port; elle consiste en un rocher calcaire, d'environ deux milles de circonférence et de 280 pieds de hauteur au-dessus du niveau de la mer. Ce roc est très-légèrement recouvert de terre et presque dénué de végétation. On n'y trouve aucun endroit humide; il ne s'en rencontre même aucun de ce côté, dans Corfou, avant le marais de Bucintro, qui est à sept milles dans l'intérieur.

La garnison de Corfou est logée principalement dans la citadelle, le fort neuf, l'île de Vido, et la caserne de Port-Raymond, à l'extrémité sud-ouest de l'esplanade.

La caserne de la citadelle est un grand bâtiment en pierre à quatre étages, situé au pied du roc, à environ 40 pieds au-dessus du niveau de la mer; l'exposition est libre en avant, mais, en arrière, les bâtiments sont privés d'air par le rocher. La citadelle est séparée de la ville par un fossé large et profond, communiquant avec la mer, et au delà duquel s'étend une esplanade de 500 yards de long sur 300 de large.

Les casernes de Port-Raymond, réputées les meilleures du commandement, sont bâties près de la mer, à l'extrémité sud-ouest de l'esplanade, sur une petite éminence d'environ 100 pieds de haut; elles sont en pierre et contiennent plusieurs salles bien aérées pouvant recevoir commodément 6 ou 8 compagnies.

Il existe deux casernes au fort neuf, toutes deux bâties en pierre; l'une placée au sommet du rocher, et à laquelle on monte par des degrés, consiste en une ligne de petits bâtiments, capable de contenir environ 300 hommes; l'exposition est libre et saine; l'autre élevée à 30 pieds de la base du roc, consiste en plusieurs petites maisons irrégulièrement bâties, manquant d'air, et très-chaudes en été parce qu'elles sont entourées de tous côtés soit par d'autres bâtiments soit par le rocher.

Les quartiers de Vido sont situés au sommet de l'île, et forment l'intérieur d'un fort triangulaire ayant une petite cour au centre. Ils sont en pierre, à deux étages, et renferment douze salles de 30 pieds de longueur sur 17 de largeur et 10 à 14 de hauteur.

Plusieurs hôpitaux sont destinés au service de la garnison, l'un d'eux est en haut du rocher, à la base duquel se trouve la citadelle; il a quatre salles pouvant contenir chacune 25 malades; un autre est à la base de ce même rocher, à 30 pieds au-dessus du niveau de la mer. Il possède trois étages, dont les deux supérieurs sont destinés aux malades ; l'étage inférieur renferme les magasins. Il existe un autre hôpital, au nord-est du fort neuf, au pied du rocher ; ce sont deux maisons louées, à deux étages et dans chacune desquelles il existe un dortoir. Enfin, un dernier hôpital est placé dans les ouvrages de Vido ; c'est une vaste pièce, longue de 46 pieds sur 14 de large, avec une salle de chirurgie. Mais pendant la période que nous passons en revue les malades de Vido ont été envoyés à Corfou.

En 1829, on établit un hôpital de convalescents à Palio Castrizza, situé à 16 milles de Corfou, au sommet d'une péninsule rocheuse de trois quarts de mille de circonférence, à 250 pieds au-dessus du niveau de la mer ; cette péninsule est réunie à l'île par un banc de sable peu élevé et séparé du reste de Corfou par une chaîne de hauts rochers calcaires très-escarpés. La température est beaucoup plus basse qu'à Corfou; le maximum de l'élévation thermométrique y est de 86° et le minimum de 38 1/2°. Il ne s'y trouve pas de marais ni de terres humides dans le voisinage; tout le pays environnant passe pour fort salubre, et ses habitants sont beaucoup plus robustes que ceux des plaines. Cet hôpital fut primitivement un établissement monastique ; son étendue est considérable ; c'est un bâtiment massif, en pierre, à deux étages ; l'étage supérieur est consacré aux malades, et peut en contenir 50 ou 60 ; l'étage inférieur contient une cuisine et un corps de garde pour le petit nombre de soldats qu'on y envoie quelquefois.

Le tableau suivant donne la proportion des décès parmi les troupes en garnison à Corfou et à Vido, pendant les vingt années, de 1817 à 1836.

ANNÉES.	EFFECTIF.	DÉCÈS.	PROPORTION des décès sur 1,000 hommes d'effectif.
1817	1,696	60	35
1818	1,699	47	28
1819	1,775	56	32
1820	1,789	28	16
1821	1,735	40	23
1822	2,035	27	13
1823	2,052	66	32
1824	2,080	39	19
1825	2,184	32	15
1826	1,979	35	18
1827	2,065	50	24
1828	2,835	69	24
1829	3,261	58	27
1830	3,334	55	16
1831	2,302	29	13
1832	2,495	38	15
1833	2,241	39	17
1834	2,286	38	17
1835	2,299	27	12
1836	2,240	28	13
Total.........	44,380	891	..
Moyenne.....	2,219	44	20·1

La mortalité présente donc seulement une moyenne annuelle de 20 1/10 décès sur mille hommes pendant cette période de vingt ans, sans compter toutefois les morts accidentelles que les rapports médicaux ne mentionnent jamais, tandis qu'à Gibraltar la moyenne annuelle, prise sur 19 ans, donne, pour les décès occasionnés par les maladies seules, 21,4 et à Malte 16,3 sur mille hommes d'effectif. Ainsi, quant à la salubrité, Corfou tiendrait le milieu entre les deux points que nous venons de citer.

Néanmoins, en comparant la mortalité de Gibraltar avec celle de Corfou, il est juste de se rappeler que la première de ces stations est habituellement plus salubre ; la fièvre épidémique de 1828 qui enleva parmi la garnison treize hommes sur cent, et le choléra qui en fit périr quatre sur cent, ont seuls fait monter la proportion annuelle au-dessus de celle de Corfou, restée heureusement exempte de ces maladies.

Le chiffre le plus élevé de la mortalité pendant cette période ne monte qu'à 35 sur mille pour l'année, et, dans plusieurs années, il a même été aussi bas qu'en Angleterre. En 1816 année de peste, la mortalité s'éleva seulement à 34 sur mille individus ; ainsi, malgré l'étendue des bois et des terres marécageuses, il est loin d'être prouvé que le séjour de Corfou soit défavorable à la santé des troupes.

Nous ne possédons point de renseignements sur la proportion des décès dans la population civile de l'île, excepté pour 1834 où elle fut de 1 sur 36, mortalité un peu plus forte que la moyenne des autres îles ; mais une observation basée sur une période aussi limitée, ne saurait servir à donner une proportion moyenne.

Le tableau suivant donne le résumé des différentes classes de maladies qui ont été cause de décès pendant cette période.

	TOTAL des décès en vingt années.	PROPORTION annuelle des décès sur 1,000 hommes d'effectif.
Fièvres	396	9·
Maladies de l'appareil respiratoire	212	4·8
— du foie	28	·6
— gastro-intestinales	136	3·
— cérébrales	39	·9
Hydropisies	23	·5
Autres maladies	57	1·3
Total	891	20·1

PAXO.

Cette île est à environ sept milles au sud de Corfou; sa longueur dépasse cinq milles, et sa largeur n'est que d'un mille et trois quarts. Elle compte 5,000 habitants. C'est une seule montagne de 800 à 1,000 pieds de hauteur, rocheuse et entrecoupée de profondes ravines et de précipices. Il s'y trouve si peu de terre végétale que le grain n'y peut germer; la plus grande partie de l'île est couverte d'oliviers, arbres qui prennent facilement racine même dans les interstices des rochers, et qui produisent ici très-abondamment. Il n'y a point de marais à Paxo (1); le sol est sablonneux et peu susceptible de conserver l'humidité. Le climat est à peu près le même que celui de Vido, mais plus sec et moins sujet à des variations atmosphériques. Rarement le thermomètre est au-dessus de 90° et au-dessous de 44°. Le nombre annuel des jours pluvieux n'est monté qu'à une moyenne de 80 pendant quatre années.

La garnison se compose d'une quarantaine d'hommes, casernés dans un petit fort bâti sur l'île de Saint-Nicolas, en face du principal village et du port de Paxo; l'île de Saint-Nicolas n'en est séparée que par un canal de 290 pieds de largeur.

(1) La présence d'eaux stagnantes, les vents venant d'un lieu à *malaria*, le séjour antérieur des troupes dans des localités paludéennes, sont autant de circonstances qui suffisent pour rendre compte des fièvres intermittentes ou rémittentes qui peuvent se rencontrer dans Paxo.

Les locaux du casernement consistent en une ligne de bâtiments qui longent le côté nord-ouest du fort; on les dit secs et commodes, depuis une réparation complète qu'ils ont subie en 1831. Le quartier des officiers, et l'hôpital de la garnison sont dans le village qui regarde Saint-Nicolas; l'hôpital n'a qu'une seule salle, pouvant contenir six malades.

Il n'existe aucun document où nous puissions puiser les renseignements habituels sur la santé des troupes dans cette station; d'autre part la garnison est si peu considérable que nous ne pourrions baser sur elle aucune conclusion décisive.

Les fièvres intermittentes et rémittentes attaquent souvent la garnison de l'île; les habitants eux-mêmes sont fort sujets à la première de ces pyrexies pendant le printemps et l'automne, et ils ont, en tout temps, une physionomie maladive. Une estimation faite d'après une période de cinq ans (1829 à 1833) porte le nombre annuel des décès à 146, ce qui donne une proportion de 1 décès sur 34 1/2 de la population. Ce fait semblerait indiquer que Paxo est moins salubre que les autres îles Ioniennes.

A un mille au sud-est de Paxo se trouve une autre petite île appelée Antipaxo dans laquelle on place souvent un poste de quelques hommes. Elle a environ deux milles de longueur sur un mille de largeur, et, quoiqu'elle soit moins rocheuse et mieux couverte de terre cultivable, son aspect général est le même que celui de Paxo.

SAINTE-MAURE.

Latitude, 39° N.; longitude, 20° 30' E.

Cette île est située plus près du continent grec qu'aucune des autres îles qui composent le groupe des îles Ioniennes, car elle n'en est séparée que par un canal de cent yards de largeur, peu profond, et même guéable en quelques endroits. Sainte-Maure est à 50 milles sud-est de Corfou ; sa longueur est d'environ 23 et sa largeur de 10 milles.

Une chaîne de montagnes la traverse dans toute son étendue du nord au sud, et s'élève en quelques endroits jusqu'à la hauteur de 3,000 pieds. A l'extrémité nord de la chaîne, les montagnes sont presque perpendiculaires, mais elles s'inclinent graduellement vers le sud-est où elles se divisent en une succession de collines coniques, terminées par le cap Ducato.

Des embranchements partant de la chaîne principale coupent l'île dans différentes directions, et forment entre elles des vallées cultivables, mais d'une étendue fort limitée. La production principale de l'île est tirée d'une bande de terre qui longe pendant environ 20 milles le côté nord-ouest, et où réside la masse de la population.

Le sol est en général très-maigre, et la plus grande partie de la surface ne présente à la vue qu'un roc nu sur lequel de petites places verdoyantes sont dispersées. Dans les vallées le sol est formé d'alluvions ou d'une terre marneuse qui conserve longtemps l'humidité. L'île n'a point de rivières, et, bien que de nombreux torrents descendent des montagnes pendant l'hiver, leurs lits sont tout à fait à sec pendant l'été. Le seul lac d'eau douce, de quelque étendue, est à six milles au sud de la ville, au fond d'une vallée entourée de hautes montagnes; toutefois, il n'existe que pendant l'hiver, et il produit de riches moissons durant l'été. Le fond de quelques-unes des plus petites vallées est souvent converti en lacs ou en marais, lors de la saison des pluies; toutefois, ces lacs temporaires semblent n'exercer aucune influence nuisible sur la santé des habitants qui habitent dans leur voisinage. A l'extrémité sud-est de l'île on trouve une baie ou lagune peu profonde qu'on nomme le port Vénitien, et qui se comble rapidement par une accumulation de sable et de vase; ses bords sont réputés insalubres.

La température de Sainte-Maure, comme celle des autres îles est extrêmement changeante ; le thermomètre varie quelquefois en automne de plus de 20° en vingt-quatre heures; dans la plaine, il tombe rarement jusqu'au point de la congélation de l'eau ; mais, les hauteurs se couvrent quelquefois de neige, et, quand le vent souffle de ce point, on éprouve une sensation de froid aussi forte que dans une latitude beaucoup plus septentrionale. La quantité de pluie, et le temps de l'année où il pleut, sont les mêmes que dans les îles voisines.

Le principal fort est situé sur une étroite bande de terre qui s'avance dans le canal par lequel Sainte-Maure est séparée de la Grèce ; après avoir suivi parallèlement la côte pendant plus d'un demi-mille, cette bande de terre revient vers Sainte-Maure en formant une lagune de six à huit milles carrés, dont la profondeur varie de un à trois pieds. L'extrémité de cette lagune est remplie de vase, et, comme la hauteur de l'eau, subordonnée à l'action du vent, est sujette à changer, le reflux laisse souvent à découvert une partie du lit d'où s'élèvent des exhalaisons pernicieuses. Amaxichi, capitale de l'île, est située sur le côté sud de cette lagune, à l'opposé de la forteresse; cette ville est bâtie dans une plaine alluviale, qui a deux milles environ de longueur, sur un de largeur; des bois d'oliviers l'entourent, et de hautes montagnes l'abritent en arrière.

Depuis 1825, où les bâtiments du casernement furent détruits par un tremblement de terre, les troupes habitaient des baraques en planches dans l'intérieur du fort; l'insuffisance de ces logements a donné lieu à de fréquentes plaintes. Enfin, en 1836, on éleva de nouvelles casernes, qui offrent toutes les commodités désirables. L'hôpital cependant est toujours en très-mauvais état; il consiste en une longue rangée de bâtiments à deux étages, placés contre la muraille nord de la forteresse; l'étage supérieur contient une vaste salle de 112 pieds de long sur 21 de large. Le rez-de-chaussée renferme une salle de chirurgie, une pharmacie et des magasins.

La garnison de Sainte-Maure fournit ordinairement les postes extérieurs ci-après désignés :

1° San-Nicolo, petite île de sable, placée en face de l'extrémité de la bande de terre qui forme la lagune de Sainte-Maure; elle est entourée de bas-fonds et forme la station du lazaret; elle jouit d'une réputation de salubrité; la forteresse y a même souvent envoyé avec succès des convalescents; un sous-officier et 10 ou 12 hommes composent ordinairement ce poste.

2° Le fort Constantin, situé dans la lagune près de la partie la plus étroite du canal. Un caporal et 4 hommes y sont cantonnés dans une petite maison environnée par l'eau, et ne s'élevant que peu au-dessus de son niveau.

3° Le fort Alexandre, situé à l'extrémité de la lagune sur un banc de sable; sa garnison se compose d'un sous-officier avec 10 ou 12 hommes, qui résident dans un petit bâtiment renfermant une seule salle.

Il existe encore deux îles adjacentes à Sainte-Maure et d'une étendue considérable, où cette île envoie quelquefois des détachements.

Ce sont :

1° Méganissi, située vis-à-vis l'extrémité sud-est de Sainte-Maure, à 18 milles du fort. Elle a près de 25 milles de circonférence, et consiste presqu'entièrement en rochers nus; elle n'a de population que dans deux petits villages bâtis sur les hauteurs, quoique sa surface ne présente ni marécage, ni végétation excessive, elle envoie une assez forte proportion de malades à l'hôpital de Sainte-Maure, ce qu'on attribue au voisinage du port Vénitien dont nous avons parlé plus haut. Le peu de soldats qu'on y envoie habitent une maison placée sur la partie la plus élevée de l'île.

2° Scorpio, autre île située au sud de Sainte-Maure, et à l'entrée du port Vénitien. Elle est entièrement composée de rochers couverts de broussailles. Quatre hommes occupent ce poste.

La mortalité parmi les troupes de ces diverses stations présente les chiffres suivants :

ANNÉES.	EFFECTIF.	DÉCÈS.	PROPORTION des décès sur 1,000 hommes d'effectif.
1817	264	15	57
1818	306	4	13
1819	335	17	51
1820	321	5	16
1821	341	14	41
1822	349	24	69
1823	335	15	45
1824	298	7	24
1825	274	4	15
1826	252	8	32
1827	281	7	25
1828	294	50	70
1829	234	19	81
1830	241	18	75
1831	279	10	36
1832	190	3	16
1833	136	5	37
1834	128	7	55
1835	136	1	7
1836	142	3	21
Total	5,133	236	..
Moyenne......	257	12	46

La moyenne des décès est donc annuellement de 46 sur 1,000 hommes; dans une de ces années plus du sixième de l'effectif a été enlevé. Néanmoins, la proportion de la mortalité est extrêment variable; en 1828 elle dépassa de beaucoup celle de la Jamaïque, et en 1835 elle se montra au-dessus de celle des troupes en Angleterre.

L'insalubrité de l'île ne pèse pas seulement sur les troupes; les habitants, surtout ceux d'Amaxichi, au bord de la lagune, souffrent aussi considérablement de la fièvre. En 1822 les décès s'élevèrent dans cette ville à 1 sur 19 habitants. Presque tous les indigènes de Sainte-Maure, à l'exception des montagnards, ont une physionomie maladive.

Le tableau suivant résume les diverses catégories de maladies qui, pendant la période, objet de notre examen, ont été cause de décès.

	TOTAL des morts en vingt années.	PROPORTION annuelle des morts sur 1,000 hommes d'effectif.
Fièvres	193	37·6
Maladies de l'appareil respiratoire	13	2·5
— du foie	3	·6
— Gastro-intestinales	10	2·
— Cérébrales	3	·6
Hydropisies	4	·7
Autres maladies	10	2·
Total	236	46·

CÉPHALONIE.

Latitude, 38° 8' N.; longitude, 21° 18' E.

Cette île, la plus grande et la plus populeuse des îles Ioniennes, est à environ six milles au sud de Sainte-Maure. Zante est à son extrémité méridionale; entre la Morée et Céphalonie, qui sont à environ 25 milles de distance, se trouve l'île de Théaky. Il serait difficile de préciser la longueur et la largeur de cette île, vu l'irrégularité de sa forme; toutefois sa plus grande longueur est de 31 milles, sa plus grande largeur de 28, et sa circonférence de 160 à 180 milles.

Une chaîne de montagnes majestueuses traverse le centre de l'île; elle atteint à son extrémité sud une élévation de 3,700 pieds. De ce point, qu'on appelle la montagne Noire, la chaîne s'incline graduellement vers le nord, et se divise en plusieurs chaînons dirigés chacun dans une direction différente. L'aspect général de l'île est extrêmement sauvage et montagneux; les régions supérieures, nues et arides, ne présentent aux regards que d'immenses masses de rocs d'un gris sombre. Entre ces rochers, cependant, il y a beaucoup de petites vallées couvertes d'une terre riche et susceptible de culture, et, même dans les interstices des rochers où il se trouve un peu de terre, la vigne et l'olivier prennent racine et produisent abondamment. Aussi les ressources possibles de l'agriculture sont-elles beaucoup plus grandes dans cette île qu'on ne le croirait d'après son aspect. Des documents statistiques constatent que sur 220,000 acres de superficie, 10,000 seulement sont employées maintenant pour l'agriculture, 1,600 sont en pâturages, 12,000 sont en vignes, 400 en oliviers, 6,000 servent de lits à des torrents, et environ 190,000 sont incultes et vagues.

Cette île ne possède aucun cours d'eau régulier assez considérable pour mériter le nom de rivière, mais elle présente plusieurs petits ruisseaux qui arrosent l'île pendant toute l'année, et qui, enflés par les pluies, deviennent en hiver de formidables torrents. Céphalonie est presque dépourvue de bois ; une grande forêt, qui couvrait la montagne-Noire, a été consumée il y quelques années par un incendie.

L'île n'a ni lac ni marais intérieur d'une certaine étendue. Durant une partie de l'année, les torrents des montagnes forment des étangs qui dégagent des effluves préjudiciables à la santé. Les sources principales auxquelles on attribue la prédominance des fièvres dans cette île, sont deux lagunes communiquant avec la mer, et terminées toutes deux dans les terres par une baie vaseuse et peu profonde ; l'une est la lagune de Livadie ; elle est à 8 ou 9 milles d'Argostoli ; le marais qui la termine a 3 milles de longueur sur 1 de largeur ; l'autre est la lagune de Cutano , à un mille sud de la capitale, mais l'étendue de sa rive marécageuse est loin d'être aussi considérable. A l'extrémité de ces lagunes les eaux sont très-basses , et souvent une grande partie de leur fond vaseux reste exposé à l'action du soleil ; depuis quelques années, des travaux ont été exécutés pour combler quelques endroits de ces lagunes et en creuser d'autres afin de les rendre moins funestes.

Le climat de Céphalonie est plus variable que celui des

autres îles du commandement; on a quelquefois observé une différence de plus de 24° dans l'espace de quelques heures ; ces variations sont dues principalement à la grande élévation de la montagne Noire, qui, étant ordinairement couverte de neige, de décembre à avril, doit exercer une grande influence sur la température des plaines; cependant le thermomètre s'élève ici plus haut de quelques degrés que dans les îles adjacentes. Les vents d'hiver viennent du N.-E. ; en été, le vent souffle du sud à l'est pendant la matinée, du nord à l'ouest pendant la journée et la soirée, et un calme plat règne de minuit jusqu'au lever du soleil. Il tombe des pluies dans toute l'année, mais plus abondamment en novembre, et plus rarement en juin, juillet et août.

La plus grande partie des troupes est cantonnée dans Argostoli. Cette ville est située au pied d'un étroit promontoire qui, par sa projection dans la lagune de Cutano, forme le port principal de l'île ; la ville s'avance à un mille et demi environ de la tête de la baie, où les eaux deviennent excessivement basses et les rives marécageuses.

La caserne, habitée par la garnison d'Argostoli, a été élevée en 1831 près de la baie, à l'extrémité de la ville la plus éloignée du rivage marécageux ; c'est un carré oblong entouré de hautes murailles, et contenant cinq grandes salles, huit petites, et des dépendances extérieures. L'hôpital est une maison louée à bail; il est situé sur le môle près de la mer, et se compose de deux étages ; l'étage supérieur renferme quatre salles pouvant contenir 40 malades. Il est nécessaire de faire observer qu'avant l'érection de la caserne la manière dont les troupes étaient logées était un fréquent sujet de plainte de la part des officiers de santé, et une portion considérable des maladies et de la mortalité lui était attribuée. Autrefois les troupes avaient leur principal quartier à l'extrémité sud de la ville, très-près du marais de Cutano ; elles furent ensuite casernées au nord de la ville, dans des bâtiments d'un seul étage, enclos de hautes murailles, mal aérés, manquant d'espace et ayant besoin de réparations. Les réclamations réitérées amenèrent enfin les améliorations désirées, et depuis ce temps la santé du soldat est devenue beaucoup meilleure.

Un détachement de 20 à 25 hommes est quelquefois envoyé à Luxuri, ville située en face du port d'Argostoli; il occupe ordinairement une maison louée à cet effet sur les rives de la baie, et qui n'a qu'un seul étage; les malades sont envoyés à l'hôpital d'Argostoli.

Un détachement, commandé par un sergent, stationne au château Saint-Georges, à cinq ou six milles sud de la capitale, et au sommet d'une colline; il s'y trouve un vaste logement, mais en grande partie inhabitable. Un autre détachement, commandé aussi par un sergent, occupe Asso, vieux château bâti sur une éminence considérable, à environ 30 milles N. d'Argostoli. Ces deux postes passent pour fort salubres.

La garnison fournit encore quelquefois deux petits postes; l'un à Sainte-Euphémie, l'autre à Guisardo ; le premier, situé à 21 milles, et le second à 32 milles du quartier général; mais nous ne pouvons donner aucun renseignement sur la localité.

Le tableau suivant résume la mortalité des troupes occupant ces diverses stations dans une période de vingt ans.

ANNÉES.	EFFECTIF.	DÉCÈS.	PROPORTION des décès sur 1,000 hommes d'effectif.
1817	298	8	27
1818	221	2	9
1819	213	5	23
1820	237	7	30
1821	441	25	57
1822	541	15	28
1823	502	16	32
1824	450	33	73
1825	413	9	22
1826	422	6	14
1827	485	20	41
1828	375	16	43
1829	422	16	38
1830	424	17	40
1831	231	6	26
1832	215	1	5
1833	411	9	22
1834	368	4	11
1835	396	7	18
1836	420	6	14
Total........	7,485	228	..
Moyenne....	374	11	30·5

La moyenne des décès a donc dépassé 30 sur 1,000 annuellement; et, comme les postes extérieurs sont en général plus sains qu'Argostoli, il est probable que la mortalité s'élève beaucoup plus haut pour les troupes qui ont habité cette ville.

Les troupes ont parfois autant souffert à Argostoli qu'à Sainte-Maure. En 1816, 80 hommes furent enlevés sur un effectif qui semble n'avoir jamais excédé 290. La plupart étaient atteints de fièvre rémittente d'un caractère si grave que sur trois cas il y en avait un qui se terminait par la mort. A cette même époque la peste ravageait quelques districts de l'île, et une grande partie de la garnison était employée à former des cordons sanitaires autour des villages où elle régnait ; mais tandis qu'on souffrait si cruellement de la fièvre dans Argostoli , un seul soldat mourut de la peste sur les 80 militaires employés à ce service fatigant.

Le chiffre élevé de la mortalité parmi les troupes d'Argostoli paraît avoir été plutôt le résultat de logements malsains que l'effet du climat de Céphalonie, qui semble être, au moins pour la population civile, aussi salubre que celui de la Grande-Bretagne. En 1832, les décès présentèrent la proportion de 1 sur 56 individus civils, et en 1834, de 1 sur 72. Si nous n'avons de renseignements que sur ces deux années qui pourraient avoir été au-dessous de la moyenne ordinaire, nous pouvons néanmoins trouver une preuve suffisante de la salubrité de l'île dans l'accroissement de la population. En 1822, on comptait 53,230 habitants à Céphalonie, et ce chiffre s'était élevé à 57,174 en 1834, sans aucune immigration d'étrangers. Les indigènes, et particulièrement ceux qui habitent les montagnes, ont un extérieur plus robuste et plus sain que dans les autres îles, et si les habitants de la plaine ont à souffrir des fièvres intermittentes et rémittentes ces maladies sont loin de prendre chez eux un caractère aussi grave que parmi les troupes anglaises. Nous lisons dans l'ouvrage du docteur Hennen que pendant l'épidémie de 1816, par exemple, sur 12,000 habitants malades dans toute l'île, 50 seulement périrent, tandis que sur 220 soldats malades, 80 moururent dans la seule ville d'Argostoli.

Le tableau suivant donne un sommaire des maladies qui ont été cause de décès parmi les troupes, pendant la période de 20 ans qui fait l'objet de notre examen.

	TOTAL des décès en vingt années.	PROPORTION annuelle des morts sur 1,000 hommes d'effectif.
Fièvres	117	15·6
Maladies de l'appareil respiratoire	44	6·
— du foie	7	·9
— Gastro-intestinales	27	3·6
— Cérébrales	12	1·6
Hydropisies	7	·9
Autres maladies	14	1·9
Total	228	30 5

THÉAKI (ITHAQUE).

Latitude, 38° 14' N.; longitude, 21° 12' E.

Cette île a environ 15 milles de longueur; sa largeur ne dépasse nulle part quatre milles; en quelques endroits, elle atteint même à peine un demi-mille. Théaki est située entre la Morée et Céphalonie dont elle est séparée par un détroit de huit milles de largeur. L'île entière consiste en deux montagnes réunies par une série étroite de rochers ; la montagne du nord s'élève d'une manière abrupte à partir de la mer, et présente partout une surface rugueuse d'un roc grisâtre, creusée par des ravins et par des crevasses profondes. On n'y voit pas d'autre végétation qu'un peu d'herbe et quelques oliviers sauvages ; la montagne sud est moins haute, mais elle présente le même aspect rocheux. La portion qui réunit ces deux montagnes n'a pas un aspect aussi sauvage; quelques endroits sont susceptibles de culture.

On ne trouve dans cette île ni rivières, ni lacs, ni marécages ; la pluie est promptement absorbée en raison de la nature du sol, ou conduite dans la mer par les ravines nombreuses qui sillonnent l'île.

Le climat est plus doux que celui de Céphalonie et moins sujet à des variations soudaines de température ; le thermomètre descend rarement jusqu'à la congélation de l'eau, et ses oscillations quotidiennes n'excèdent presque jamais un petit nombre de degrés. Les saisons suivent la même marche que dans les îles voisines.

Vathi, la capitale de l'île, est située à l'extrémité d'une baie entourée par la montagne. La caserne, située dans les faubourgs Nord, près du rivage de la mer, est de construction récente et se compose de deux étages; l'étage supérieur est divisé en deux salles vastes et bien aérées; l'étage inférieur se compose du corps de garde, des cuisines et de ses dépendances. Ces quartiers forment les deux côtés d'un petit carré dont les autres côtés sont fermés par des murailles. L'hôpital est une maison prise à loyer, située à environ 200 yards des casernes; sa capacité est suffisante pour que les malades y soient commodément. La garnison de Vathi est ordinairement de 40 à 50 hommes; quelques-uns sont disséminés dans des postes isolés; un détachement, commandé par un sergent, forme la garnison de Calamos, petite île rocheuse à environ six milles de Théaki, et d'où les hommes gravement malades sont transportés à Vathi. L'effectif distribué dans ces deux îles paraît avoir été, terme moyen, de 65 hommes pendant les 20 années de 1817 à 1836; 34 sont morts durant cette période. Ce qui porte la proportion des décès à 26 sur 1,000 annuellement; à peu près un cinquième de ce nombre se composait d'hommes envoyés de Calamos et qui moururent peu de jours après leur arrivée.

Ce résultat ne correspond guère à la réputation de salubrité dont jouit Théaki, réputation basée plutôt sur l'absence d'eaux stagnantes et de marais, que sur des documents numériques et des faits réels.

Le chiffre des morts peut s'être un peu accru par l'envoi d'hommes malades dans cette île pour changer d'air; ces décès ont été classés à part chaque fois qu'il a été possible; mais les rapports officiels n'offrent pas toujours la possibilité d'une telle distinction ; néanmoins le nombre des admissions à l'hôpital, qui ne peut avoir été augmenté sensiblement par cette particularité, prouve suffisamment que, quant aux troupes anglaises du moins, cette île ne peut passer pour être fort salubre.

	TOTAL des morts en vingt années.	PROPORTION annuelle des morts sur 1,000 hommes d'effectif.
Fièvres	14	10·7
Maladies de l'appareil respiratoire	9	6·9
— Gastro-intestinales	3	2·3
— Cérébrales	3	2·3
Hydropisies	2	1·6
Autres maladies	3	2·3
Total	34	26·1

ZANTE.

Latitude, 37° 42' N.; longitude, 18° E.

Cette île est située à 10 ou 12 milles au sud de Céphalonie; sa forme est ovalaire, sa longueur est de 21 milles, sa plus grande largeur de 18, et sa circonférence d'environ 70 milles.

Zante est bien loin de présenter un aspect aussi nu et aussi sauvage que les autres îles du groupe, bien qu'une chaîne de montagnes qui atteint une hauteur de 2,200 pieds en plusieurs endroits, s'étende dans toute la longueur du côté ouest; au nord et à l'est une vaste plaine, formée par des alluvions, occupe plus de la moitié de la superficie de l'île; son sol marneux est extrêmement fertile et très-bien cultivé.

On trouve aussi dans les montagnes des endroits susceptibles de culture; mais en général cette partie de l'île ne produit qu'une végétation maigre et rare.

Zante n'a ni rivières ni lacs; dans quelques parties des montagnes, il se trouve même peu de sources, mais dans celles qui avoisinent la ville il existe un grand nombre de petits cours d'eau, qui, pendant la saison des pluies, s'enflent en torrents impétueux et inondent les basses terres. Les lits et les ravins formés par ces torrents restent souvent humides et marécageux, et les exhalaions que s'en échappent semblent exercer une influence pernicieuse sur la santé. Il y a un vaste marais près de la baie de Chieri, à l'extrémité sud-est de l'île; mais la distance est beaucoup trop grande pour affecter la santé des troupes, et nulle terre de ce genre ne se trouve dans les environs de la capitale, sauf une place d'un mille de circonférence qui, marécageuse pendant l'hiver, est ordinairement à sec pendant l'été.

Le climat de Zante n'est point aussi variable que celui des îles Ioniennes, et il est beaucoup plus doux en hiver. Le thermomètre descend rarement jusqu'à la formation de la glace; la neige ne tombe que sur le sommet des montagnes, encore n'y reste-t-elle que peu d'heures. Les vents sont aussi plus réguliers que dans les îles situées plus au nord. Ils soufflent ordinairement N.-O. et N., au printemps et en été; en automne, ils viennent du sud et sont accompagnés de Sirocco, enfin, en hiver, ils soufflent du sud-ouest avec de violentes tempêtes. Il tombe plus de pluie à Zante que dans les îles voisines, mais, sous les autres rapports, le climat est le même.

Les troupes anglaises ont leurs principales stations dans la ville et dans le château de Zante, tous deux situés à l'extrémité sud de la grande plaine dont nous avons parlé. La ville suit pendant deux milles une baie légèrement arrondie. Immédiatement en arrière s'élève une colline de 300 à 400 pieds de hauteur sur laquelle repose le château, vaste forteresse occupant 12 ou 14 acres de terrain, et jouissant, par sa position élevée d'une aération libre et d'une température plus basse de quelques degrés que celle de la ville. A l'exception de l'endroit dont nous avons parlé, et qui se trouve assez près de la ville, et de quelques ravins qui conservent parfois un peu d'humidité, il n'y a dans cette localité aucune des conditions physiques auxquelles on attribue généralement la production des fièvres.

Les casernes de la citadelle sont des bâtiments détachés, la plupart à un seul étage, et disséminés dans l'intérieur du fort. Antérieurement à 1830, elles étaient dans un incroyable état de délabrement, sans plancher pour protéger le soldat contre l'humidité, sans vitres pour l'abriter contre les variations de l'atmosphère ; une grande partie des réparations fut exécutée cette année-là, et l'on s'occupe de nouvelles améliorations.

On trouve dans la ville un autre quartier pouvant contenir 50 hommes ; il est près de la baie, à environ 300 yards sud du château, il commande le lieu du débarquement, et il est maintenant sain et commode.

L'hôpital est une maison à deux étages, pourvue de toutes les choses nécessaires aux malades. Il paraît avoir toujours été dans un meilleur état de conservation que les autres bâtiments militaires.

Le tableau suivant résume la mortalité des troupes pendant une période de 20 ans :

ANNÉES.	EFFECTIF.	DÉCÈS.	PROPORTION des décès sur 1,000 hommes d'effectif.
1817	338	16	47
1818	199	10	50
1819	263	20	76
1820	381	13	34
1821	641	43	67
1822	589	17	29
1823	542	10	18
1824	509	16	31
1825	457	8	18
1826	404	8	20
1827	432	15	35
1828	450	12	27
1829	454	10	22
1830	455	23	51
1831	294	3	10
1832	252	2	8
1833	323	6	19
1834	335	6	18
1835	289	8	28
1836	332	8	24
Total......	7939	254	..
Moyenne..	397	13	32

Ainsi, durant cette période, les décès donnent une moyenne annuelle de 32 sur 1,000 hommes d'effectif, et en 1829 ils se sont élevés jusqu'à 76 sur 1,000.

Cette proportion paraît extrêmement forte, si l'on considère que l'état extérieur de l'île n'annonce rien de préjudiciable à la santé des troupes, et que les habitants de l'île ne sont en général pas plus malades que ceux de Corfou. Le tableau suivant indique le chiffre des décès pendant une période de 6 années dans la population civile.

ANNÉES.	TOTAL des décès comprenant tous les âges.
1818	612
1819	474 (1)
1820	945
1821	055
1832	195
1034	181
Total..........	5462

Ces chiffres sont extraits pour la période de 1818 à 1821, de la *Topographie Militaire* du docteur Hennen, où la population de Zante est portée à 34,965 individus, et, pour 1832 et 1834, des rapports médicaux qui font monter cette même population à 35,600 habitants ; les décès sont donc dans la proportion de 1 sur 39 annuellement. Le tableau suivant

(1) L'abaissement considérable du chiffre de la mortalité pendant cette année, est principalement dû à l'absence presque générale de maladies parmi les enfants.

résume les maladies qui ont été cause de décès parmi les troupes pendant la période qui fait l'objet de notre examen.

	TOTAL des morts en vingt années.	PROPORTION ANNUELLE des morts sur 1,000 hommes d'effectif.
Fièvres	140	17·6
Maladies de l'appareil respiratoire	32	4·
— du foie	16	2·
— Gastro-intestinales	44	5·
— Cérébrales	10	1·
Hydropisies	4	·
Autres maladies	8	1·
Total	254	32·

CÉRIGO.

Latitude, 35° 6' N.; longitude, 22° 50' E.

Cette île, la plus méridionale du groupe Ionien, est située à une grande distance des autres îles, entre l'extrémité sud de la Morée et l'île de Candie, à environ 14 milles de la première, et à 45 de la dernière. Sa plus grande longueur est de 20 milles, sa plus grande largeur de 12, et sa circonférence de 50. La population est de 8,000 à 9,000 individus, en partie réfugiés de la Morée.

L'île est très-montagneuse; ses rivages sont des rochers élevés. Sa surface entière, sillonnée de nombreux ravins, présente, en beaucoup d'endroits, un aspect sauvage et pittoresque, et quelques petites vallées remarquablement belles et fertiles.

On a mis en culture toutes les parties du sol qui en étaient susceptibles ; cependant l'absence de végétation est le caractère le plus frappant de l'île. Sur une étendue considérable on n'aperçoit que des rochers nus. L'olivier est rare et rabougri en raison des violentes bourrasques auxquelles l'île est exposée pendant l'hiver.

L'élévation du sol de cette île fait qu'on y jouit d'une brise perpétuelle, et d'une température modérée; quoique Cérigo soit fort exposée aux tempêtes et aux coups de vent, les limites extrêmes de chaleur et de froid s'y font moins vivement sentir que dans les îles plus septentrionales. Le sol léger et poreux, est dépourvu de marais et ne possède aucune rivière; la pluie trouve un écoulement facile vers la mer au moyen de ravins profonds et des canaux naturels dont l'île est sillonnée.

Le principal poste militaire est un fort situé au sud-est de l'île, sur le sommet d'un rocher qui s'élève, d'une manière abrupte, de la mer jusqu'à une hauteur de 500 pieds; ce rocher est isolé de tous côtés, excepté au nord où il descend en talus et communique avec le plateau sur lequel la capitale est bâtie; la ville et le fort sont entourés en partie par une chaîne de montagnes nues et rugueuses, divisée en deux profonds ravins ou lits de torrent par lesquels la pluie des montagnes descend dans la mer.

Les murs du fort renferment un espace d'un demi-mille de circonférence; le sol présente de grandes inégalités, mais aucune cependant qui permette la formation d'un étang, ou une accumulation d'eaux pendant la saison des pluies. Les troupes sont en grande partie logées dans des bâtiments pris à loyer, qui, à l'exception de l'hôpital, sont représentés par les rapports médicaux de 1836, comme étant dans un état de délabrement extrême, tombant en ruines, et entièrement privés d'eau.

Une autre petite île appelée Cérigotto, située à une égale distance de Cérigo et de Candie, et présentant tous les caractères de la première de ces îles, reçoit aussi accidentellement une garnison de quelques hommes.

La moyenne de l'effectif employé dans ces deux îles dans ces dernières vingt années a été d'environ 75 hommes dont 30 sont morts dans cet espace de temps, ce qui établit la proportion des décès à raison de 20,1 par mille annuellement, exactement la même que celle de Corfou. Ainsi, bien que cette ville ait, comme Théaki, la réputation d'être plus saine que les autres îles Ioniennes, il ne semble pas, à l'examen, qu'elle mérite cette réputation. Il serait possible que cette opinion eût pris naissance à l'occasion du petit nombre comparatif de décès qui ont été observés, sans qu'on ait pris garde au chiffre minime de la garnison. Mais c'est uniquement en établissant, comme nous l'avons fait, la proportion annuelle des morts sur l'effectif, et en prenant une moyenne dans une longue série d'années, qu'on peut arriver à des conclusions exactes.

On trouvera dans le tableau suivant les principales classes de maladies qui ont été cause de décès parmi la garnison de Cérigo, pendant la période de 1817 à 1836.

	TOTAL des morts en vingt années.	PROPORTION ANNUELLE des morts sur 1,000 hommes d'effectif.
Fièvres	13	8·7
Maladies de l'appareil respiratoire	6	4·
— du foie	1	·7
— Gastro-intestinales	3	2·
— Cérébrales	6	4·
Hydropisies	1	·7
Total	30	20·1

PARGA.

Indépendamment des troupes qui occupaient les îles Ioniennes, il y eut dans les années 1817, 1818 et une partie de 1819, un effectif d'environ 300 hommes en garnison à Parga, ville du continent grec, située presqu'en face de Paxo; parmi ces hommes on compte 26 décès en deux ans, ce qui porte la proportion à environ 40 sur 1,000 annuellement. Les maladies qui furent cause de décès sont :

Fièvres intermittentes.	10 décès.
Maladies du poumon	2
— gastro-intestinales. .	11
Hydropisie	1
Autres maladies.	2
Total.	26

RÉSUMÉ GÉNÉRAL.

Pour attester l'exactitude des détails précédents sur l'état sanitaire de ces diverses îles, il est nécessaire de faire voir que l'effectif général et le total des morts du groupe entier correspondent avec les tableaux sommaires qui ont été donnés plus haut.

L'effectif et la mortalité sont répartis de la manière suivante :

	FORCE TOTALE des troupes en 20 ans.	TOTAL des décès en 20 ans.
Corfou	44,380	891
Sainte-Maure	5,133	236
Céphalonie	7,485	228
Théaki	1,302	54
Zante	7,939	254
Cérigo	1,495	30
Parga (300 hommes pendant 2 1/3 ans donnent)	750	26
Total	68,484	1,699
La force totale et le nombre des décès pour tout le commandement ont été portés à	70,293	1,711
Différence	1,809	12

Nous donnons dans le tableau suivant la proportion des décès correspondant à chaque année dans quatre îles principales.

Années.	Corfou et Paxo.	Sainte-Maure.	Céphalonie.	Zante.	Moyenne pour tout le commandement.
	Proportion moyenne de la mortalité, sur 1,000 hommes servant dans chacune des îles suivantes.				
1817	65	57	27	47	49
1818	38	13	9	50	27
1819	22	51	23	76	34
1820	16	16	40	34	21
1821	23	41	57	67	35
1822	13	69	28	29	23
1823	32	45	32	18	31
1824	19	24	73	31	30
1825	15	15	22	18	22
1826	18	32	14	20	21
1827	24	25	41	35	27
1828	24	170	43	27	35
1829	27	81	38	22	30
1830	16	75	40	51	25
1831	13	36	26	10	15
1832	15	16	5	8	14
1833	17	37	22	19	18
1834	17	55	11	18	16
1835	12	7	18	28	13
1836	13	21	14	24	15
Moyenne générale......	20·1	46·	30·5	33·	25·2

On voit combien, dans une réunion d'îles très-rapprochées entre elles, la mortalité est néanmoins répartie d'une manière inégale. Ainsi, par exemple, tandis qu'en 1818 la proportion des décès s'élevait à Zante à 50 sur 1,000, elle s'abaissait à Céphalonie, distante seulement de quelques milles, au chiffre minime de 9. Le tableau offre de nombreux exemples de cette inégalité de la mortalité.

Enfin, nous allons donner un tableau comparatif de la mortalité causée par chaque classe de maladies dans les diverses îles du commandement.

	Mortalité annuelle sur 1000.						
	Corfou.	Sainte-Maure.	Céphalonie.	Ithaque.	Zante.	Cérigo.	Moyenne pour tout le commandement.
Fièvres	9·	37·6	15·6	10·8	17·6	8·7	13·
Maladies du poumon	4·8	2·5	6·	6·9	4·	4·	4·8
— du foie	·6	·6	·9	··	2·	·7	·8
— gastro-intestinales	3·	2·	3·6	2·3	5·5	2·	3·5
— du cerveau	·9	·6	1·6	2·3	1·3	4·	1·
Hydropisie	·5	·7	·9	1·6	·5	·7	·6
Autres maladies	1·3	2·	1·9	2·3	1·1	··	1·5
Total	20·1	46·	30·5	26·1	32·	20·1	25·2

CHAPITRE II.

Convalescences et réformes pour infirmités dans le commandement militaire de la Méditerranée.

Le nombre des convalescences et des réformes n'a pu être constaté séparément pour chaque commandement avant 1825; mais de 1817 à cette année, le nombre des malades envoyés à Chatham de toutes les stations méditerranéennes a offert pour chaque année les chiffres suivants :

ANNÉES.	TOTAL DES TROUPES dans la Méditerranée.	NOMBRE DE MALADES sur l'effectif général.	PROPORTION des malades sur 1,000 hommes, dans toutes les stations de la Méditerranée.
1817	8,736	816	93·4
1818	8,269	97	11·7
1819	7,665	743	97·
1820	7,438	441	59·3
1821	8,219	372	45·3
1822	8,673	291	33·6
1823	8,432	223	26·4
1824	8,520	620	72.8
Total...	65,952	3,603	54·6

Ainsi durant cette période le nombre d'hommes réformés pour cause d'infirmités a été au delà de 54 sur mille; proportion plus que double de celle qu'on observe dans les Indes occidentales, où les réformes n'ont monté annuellement qu'à 22 sur mille.

Néanmoins, comme beaucoup d'hommes ont pu être renvoyés dans leurs foyers par suite de réduction dans l'effectif, il serait oiseux d'essayer de tirer de ces chiffres des conclusions au sujet de l'influence du climat de la Méditerranée.

Toutefois, à dater de 1825 des documents précis ont été recueillis, et nous les résumons dans le tableau suivant :

	GIBRALTAR.					MALTE.					ILES IONIENNES.				
Années.	Effectif moyen.	Ré formés.	Déclarés propres au seul service de garnison.	Total des deux catégories.	Proportion des deux catégories sur 1,000.	Effectif moyen.	Réformés.	Déclarés propres au seulservice de garnison.	Total des deux catégories.	Proportion des deux catégories sur 1,000.	Effectif moyen.	Réformés.	Déclarés propres au seulservice de garnison.	Total des deux catégories.	Proportion des deux catégories sur 1,000.
1825	3,153	146	..	146	46	1,760	76	..	76	43	3,479	118	..	118	34
1826	3,607	79	..	79	22	2,120	69	..	69	33	3,368	227	..	227	67
1827	3,200	53	3	56	18	1,722	31	1	32	19	3,490	50	..	50	14
1828	3,494	71	15	86	25	2,132	55	5	60	28	4,178	164	24	188	45
1829	3,733	44	18	62	17	2,287	25	7	32	14	4,614	42	25	67	14
1830	3,707	28	11	39	10½	2,293	28	10	38	17	4,646	17	3	20	5
1831	3,480	25	12	37	11	2,056	20	1	21	10	3,388	1	..	1	
1832	3,526	24	5	29	8	2,045	23	2	25	12	3,254	3	5	8	3
1833	3,053	4	..	4	1	2,124	10	1	11	5	3,257	3	..	3	1
1834	3,034	45	7	52	17	2,198	17	10	27	12	3,284	7	2	9	3
1835	2,988	10	.	10	3	2,123	30	5	55*	26	3,274	13	..	13	4
1836	3,080	52	2	54	18	2,186	61	2	63	29	3,298	72	1	73	22
Total.	40,055	581	73	654	16	25,052	465	44	509	20	43,530	717	60	777	18

CHAPITRE III.

Nombre habituel des malades aux hôpitaux dans les stations militaires de la Méditerranée.

Le tableau suivant résume le nombre et la proportion des militaires malades dans les diverses stations de la Méditerranée.

ANNÉES.	GIBRALTAR.		MALTE.		ILES IONIENNES.			
	Moyenne du nombre permanent de malades.	Nombre permanent de malades sur 1,000 hommes d'effectif.	Moyenne du nombre permanent de malades.	Nombre permanent de malades sur 1,000 hommes d'effectif.	Moyenne du nombre permanent de malades d'après le rapport de la guerre.	Addition d'un cinquième pour les malades omis.	Total représentant le nombre permanent de malades.	Nombre permanent de malades sur 1,000 hommes d'effectif.
1817	..	..	124	49	101	20	121	40
1818	112	41	119	51	125	25	150	47
1819	96	30	67	45	123	25	148	49
1820	103	34	73	47	112	23	135	47
1821	88	31	92	48	179	36	215	59
1822	104	36	113	54	160	32	192	50
1823	119	44	92	47	145	29	174	47
1824	185	61	130	70	137	27	164	45
1825	123	39	81	46	117	23	140	40
1826	148	41	68	32	116	23	139	41
1827	95	30	65	38	155	31	186	53
1828	176	50	76	36	214	43	257	61
1829	131	35	73	32	213	42	255	55
1830	149	40	66	29	207	41	248	53
1831	123	35	73	36	112	22	134	40
1832	143	41	86	42	93	19	112	34
1833	111	36	109	51	112	22	134	41
1834	149	49	109	50	113	23	136	41
1835	177	59	107	50	107	21	128	39
1836	144	47	118	55	113	23	136	41
Moyenne générale.	130	41	92	45	138	28	166	47

D'après ce tableau, Gibraltar aurait compté habituellement aux hôpitaux, 41 hommes sur 1,000, proportion à peu près identique à celle que présentent les dragons de la garde et les dragons dans le Royaume-Uni; pour Malte le tableau donne 45, et dans les îles Ioniennes 47 sur 1,000. La proportion est très-faible pour Gibraltar, et probablement cette circonstance doit être attribuée à la rareté, dans cette place, des affections vénériennes qui augmentent de beaucoup à Malte la nombre des admissions à l'hôpital. Bien que la mortalité soit beaucoup plus considérable dans les îles Ioniennes qu'à Malte, il n'y existe pas néanmoins une augmentation correspondante dans le nombre ordinaire des malades; mais c'est là un fait général, dont on rencontre des traces dans les Indes Occidentales, et qui se trouve dans tous les lieux où les fièvres paludéennes constituent les maladies prédominantes.

Le nombre de jours de maladie pour chaque militaire, et la durée de chaque séjour à l'hôpital, sont en moyenne comme il suit :

	GIBRALTAR.	MALTE.	ILES IONIENNES.
Moyenne annuelle du nombre de jours de maladie pour chaque militaire	15	16 1/2	17
Durée moyenne de chaque maladie.......	15 1/2	14 1/2	13 4/4

Ainsi, bien que le nombre habituel des hommes à l'hôpital soit plus faible pour Gibraltar, la durée moyenne de chaque maladie y est plus longue que dans les autres stations, ce qui dépend peut-être de la prédominance dans cette place des maladies du poumon.

CHAPITRE IV.

Influence de l'âge et d'un séjour prolongé sur la mortalité parmi les troupes servant dans la Méditerranée.

La mortalité relative de chaque classe d'individus présente les chiffres suivants, pendant la période de 1830 à 1836 inclusivement :

AGE.	GIBRALTAR.			MALTE.			ILES IONIENNES.		
	Individus de chaque âge d'après les rapports de 7 ans.	Total des décès d'après les rapports de 7 ans.	Proportion annuelle des décès sur 1,000.	Individus de chaque âge d'après les rapports de 7 ans.	Total des décès d'après les rapports de 7 ans.	Proportion annuelle des décès sur 1,000.	Individus de chaque âge d'après les rapports de 7 ans.	Total des décès d'après les rapports de 7 ans.	Proportion annuelle des décès sur 1,000.
Au-dessous de 18	208	2	10·	124	2	13·	150	1	6·6
de 18 à 25	7,766	145	18·7	4,197	54	16·	4,139	54	12·2
« 25 » 33	8,801	208	23·6	7,124	160	23·3	11,317	228	20·1
« 33 » 40	1,999	59	29·5	1,794	61	34·	3,639	89	24·4
« 40 » 50	349	12	34·4	335	19	56·7	954	23	24·2
Total.......	19,123	426	22·3	13,574	13,574	22·3	20,499	395	19·3

D'après ce tableau la mortalité augmenterait avec l'âge dans toute la Méditerranée beaucoup plus rapidement qu'en Angleterre ; cette augmentation est surtout sensible à Malte, où elle est presqu'aussi considérable que dans les régions tropicales, sans doute en raison de la température de cette île, qui est plus élevée que celle de Gibraltar et des îles Ioniennes.

Dans les îles Ioniennes la mortalité ne paraît pas s'accroître entre 40 et 50 ans dans la même progression que pour les autres âges, parce que cette catégorie renferme beaucoup de vieux soldats qui rentrent dans leurs foyers, et qui ne restent souvent que quelques mois exposés à l'influence du climat, quoiqu'ils soient nécessairement compris dans les calculs comme s'ils séjournaient toute l'année. Ceci existe aussi pour les autres commandements ; mais le nombre des hommes de cette catégorie y est moins considérable.

Au-dessous de 18 ans, il y a dans les corps trop peu d'individus pour que des conclusions générales soient possibles ; toutefois, ici encore semble se reproduire la diminution notable de la mortalité dans l'âge qui suit immédiatement celui de la puberté.

En prenant en masse toutes les stations de la Méditerranée, on constate les résultats suivants :

	au-dessous de 18 ans.	18 à 25.	25 à 33.	33 à 40.	40 à 50.	Total pour tous les âges.
Proportion annuelle des morts, sur 1,000 hommes d'effectif	10	1/2	22 2/4	28 2/8	33	21

Ainsi, la mortalité augmente de 5 à 6 sur mille annuellement pour chacune de ces diverses périodes; cette augmentation est aussi régulière mais plus rapide que dans la population civile de l'Angleterre.

Dans chacun des trois commandements de la Méditerranée, de même que dans les Indes occidentales, les troupes sont loin de souffrir moins avec la prolongation du séjour ; c'est même l'inverse qui a lieu.

En effet, ceux qui connaissent l'organisation de l'armée anglaise, savent que les recrues envoyées par les dépôts sont composées en grande partie de jeunes hommes, et que les corps nouvellement arrivés de la Grande-Bretagne présentent une plus forte proportion de jeunes soldats que ceux qui sont restés longtemps dans les Colonies ; il résulte de là que les individus âgés de 18 à 25 ans sont nécessairement moins acclimatés que ceux des autres âges. Or, si leur arrivée récente dans la Méditerranée produisait une plus grande mortalité, nous devrions trouver une proportion de décès plus forte à l'âge dont il s'agit ; le contraire est précisément établi par les documents qui précèdent. La plupart des corps qui ont servi à Malte depuis 1830, avaient séjourné antérieurement quelques années à Gibraltar, on peut donc en inférer que presque toute la portion de la garnison de Malte âgée de plus de 25 ans, était parfaitement habituée au climat de la Méditerranée ; le tableau précédent prouve que cette circonstance n'a produit aucune immunité en faveur de cette classe d'individus, ce qui serait nécessairement arrivé si l'acclimatement produisait les avantages qui lui sont généralement attribués.

Comme on suppose que les avantages d'un séjour prolongé dans les pays chauds se manifestent surtout par l'exemption des fièvres, l'on a vérifié l'âge des individus morts de fièvre à Gibraltar, Malte et dans les îles Ioniennes, pendant les sept dernières années comprises dans ce rapport, et en comparant le nombre des décès avec celui des individus vivants du même âge ; on a obtenu les résultats suivants (1) :

(1) Je me suis longuement étendu sur les rapports de l'âge des militaires avec leur mortalité dans le chapitre XV d'un mémoire intitulé : *Statistique de l'état sanitaire, et de la mortalité des armées de terre et de mer*. Paris, 1846.

AGE.	GIBRALTAR.			MALTE.			ILES IONIENNES.			TOTAL pour les stations méditerranéennes.		
	Force totale.	Décès causés par fièvres.	Proportion, pour chaque âge, des décès causés par fièvres.	Force totale.	Décès causés par fièvres.	Proportion pour chaque âge, des décès causés par fièvres.	Force totale	Décès causés par fièvres.	Proportion pour chaque âge, des décès causés par fièvre.	Force totale.	Décès causés par fièvres.	Proportion, pour chaque âge, des décès causés par fièvres.
Au-dessous de 18	208	..	..	124	..	..	150	1	6·6	482	1	2·1
de 18 à 25	7766	14	1·8	4197	9	2·1	4439	17	3·8	16402	40	2·4
« 25 « 33	8801	13	1·5	7124	15	2·1	10317	69	6·1	27242	97	3·5
« 33 « 40	1999	5	2·5	1794	9	5·	3639	26	7·1	7432	40	5·4
« 40 « 50	349	1	2·9	335	2	6·	954	5	5·2	1638	8	5·

Toutefois ce tableau ne comprend pas tous les décès causés par fièvres. Ainsi, l'artillerie n'a ni états d'âge ni états de service; d'autre part, en 1830, l'âge de 16 hommes qui moururent de fièvres dans les îles Ioniennes, n'ayant point été spécifié, nous n'avons pu les comprendre dans notre estimation.

Malgré les omissions, ces résultats prouvent suffisamment que pour chacune des stations méditerranéennes, mais plus particulièrement pour les îles Ioniennes, les chances de mort par suite de fièvres, augmentent progressivement avec l'âge, et quand on réunit les résultats fournis par chacun des commandements, la progression se montre à peu de chose près celle que suit la mortalité aux différentes époques de la vie.

Enfin, comme les soldats les plus âgés sont généralement les plus anciens de séjour dans le pays, il est évident que la mortalité par fièvres est accrue, loin d'être diminuée par un séjour prolongé dans ce commandement. Nous regrettons de ne posséder aucun document capable d'éclaircir la question de l'aptitude relative des divers âges à contracter la fièvre.

CHAPITRE V.

Maladies et mortalité parmi les officiers servant dans la Méditerranée.

La facilité avec laquelle les officiers servant dans la Méditerranée peuvent changer de résidence, quand leur santé l'exige, et la difficulté de constater les décès survenus pendant leur absence, à la suite de maladies contractées dans la Méditerranée, rend cette partie du travail suivant beaucoup moins complète que celle qui se rapporte aux troupes en général; cependant nous avons rassemblé pour chacun des commandements de la Méditerranée les renseignements suivants au sujet de la matière qui nous occupe :

	GIBRALTAR. 19 ans.	MALTE. 19 ans.	ILES IONIENNES. 18 ans.
Force totale des officiers, non compris l'état-major de la garnison.	2,511	1,772	2,506
Effectif de chaque année...	132	93	147
Nombre des décès constatés dans les rapports médicaux.	27	30	31
Nombre consigné, dans les rapports de la guerre, d'officiers omis dans les rapports médicaux.	7	..	6
Nombre connu des décès survenus parmi les officiers en congé pour raison de santé.	..	..	7
Total des morts.	34	30	44
Le total des malades durant cette même période a été pour chacune de ces stations.	1,942	1,206	2,567
Proportion annuelle des malades sur 1,000.	775	680	1,021

On voit que la plus grande proportion de malades se trouve dans les îles Ioniennes, et comme beaucoup d'officiers ont quitté ce séjour en mauvaise santé, les morts doivent aussi avoir été plus nombreuses, bien que nous ne puissions en tenir compte ici. Quant aux maladies qui ont donné lieu aux congés et aux décès dans chacun des commandements, le tableau suivant les indiquera sommairement.

	GIBRALTAR.		MALTE.		ILES IONIENNES		PROPORTION annuelle des malades sur 1,000.		
Force totale ..	2511		1772		2506				
	MALADES.	MORTS.	MALADES.	MORTS.	MALADES.	MORTS.	A GIBRALTAR.	A MALTE.	AUX ILES IONIENNES.
Fièvres...........	265	14	145	6	755	10	106	82	302
— éruptives.	4	..	1	..	4	..	1		
Maladies de l'appareil respiratoire.	325	2	184	3	303	3	129	104	121
— du foie......	47	..	53	5	44	..	19	30	17
— gastro-intestinales.....	310	2	229	1	600	6	133	129	239
Choléra épidémique...........	2	1	..	..	..	..	1	..	..
Maladies du cerveau..........	10	1	13	3	20	3	4	8	8
Hydropisies......	3	3	4	3	7	1	1	2	3
Affections rhumatismales	148	1	63	[illegible]	120	1	59	36	48
— vénériennes.	241	..	217	.	235	..	96	151	94
Abcès et ulcères..	205	..	67	..	182	..	82	37	73
Coups et blessures.	190	..	94	4	149	2	75	53	59
Maladies des yeux.	37	..	25	...	24	..	15	14	10
— de la peau.	10	..	5	..	10	..	4	3	4
Autres maladies...	145	3	55	4	114	8	58	31	46
Causes inconnues.	..	7	.	..	..	10	..	..	..
Total......	1942	34	1206	30	2567	44	773	680	1204

Bien que les admissions soient assez nombreuses pour fournir une base suffisante à une comparaison, entre la prédominance relative de chaque classe de maladies parmi les officiers et parmi les soldats, ou entre les maladies qui prédominent parmi les officiers dans ces diverses stations, et celles qui les atteignent dans d'autres climats; les décès cependant sont si peu nombreux et les causes de ce petit nombre sont si peu connues, les décès étant survenus, en général, hors des limites de ces commandements, que nous ne pouvons déduire de ces renseignements incomplets aucune conclusion. A Gibraltar, par exemple, dont le climat est reconnu funeste aux phthisiques, un seul décès par phthisie a été signalé, bien qu'on ait de fortes raisons de croire que la plupart des décès dont les causes sont inconnues, ont été la suite de maladies du poumon. Les rapports médicaux expliquent cette particularité en déclarant que, vu l'influence désastreuse du climat sur les affections pulmonaires, tous les offciers chez qui on remarque des symptômes de consomption quittent immédiatement Gibraltar.

Si l'on étudie l'influence comparative des maladies gastro-intestinales sur les officiers et les soldats, on arrive aux résultats suivants :

	GIBRALTAR.	MALTE.	ILES IONIENNES.
Proportion annuelle des admissions pour maladies gastro-intestinales sur 1,000 soldats	186	155	156
Proportion sur 1,000 officiers	123	129	237

Ainsi, tandis qu'à Malte la proportion se montre à peu près la même pour les deux catégories, et aux îles Ioniennes plus forte pour les officiers, Gibraltar présente des résultats opposés; il suit de là, que la prédominance des affections gastro-intestinales pourrait être attribuée à une trop grande consommation de provisions salées, plus qu'à une influence de climat.

L'immunité remarquable dont jouissent les officiers, relativement aux maladies des yeux, si communes parmi les troupes à Gibraltar et à Malte, est la seule particularité sur laquelle nous croyons utile d'attirer l'attention. A Gibraltar, la proportion des soldats atteints est de 97, et à Malte de 102 sur 1,000, tandis que, parmi les officiers, elle n'est que de 14 ou 15 sur mille dans chacune de ces stations. Aux îles Ioniennes, la proportion n'est point aussi considérable; elle est pour les soldats de 40 et pour les officiers de 10 sur mille annuellement.

CHAPITRE VI.

Influence des saisons sur les malades et sur la mortalité.

La fréquence des maladies, et l'élévation du chiffre des décès, de juillet à novembre, comparativement au reste de l'année, sont très-prononcées dans les stations de la Méditerranée, comme le prouve le tableau suivant, qui résume les admissions et les morts, correspondant à chacun des mois, pendant une période de 19 et 20 années (1).

ADMISSIONS A L'HOPITAL.

	GIBRALTAR, 19 années.				MALTE, 20 années.				ILES IONIENNES, 20 années.			
	POUR maladies aiguës.	POUR maladies chroniques.	POUR maladies chirurgicales.	TOTAL.	POUR maladies aiguës.	POUR maladies chroniques.	POUR maladies chirurgicales.	TOTAL.	POUR maladies aiguës.	POUR maladies chroniques.	POUR maladies chirurgicales.	TOTAL.
Janv..	2,053	382	1,822	4,257	1,347	313	1,761	3,421	2,492	324	2,121	4,937
Fév...	1,941	234	1,747	4,022	1,363	234	1,641	3,232	2,224	375	2,024	4,623
Mars .	1,780	342	1,873	4,995	1,208	265	1.579	3,052	2.478	341	2,024	4,843
Avril..	2,288	384	1,836	4,508	1,412	304	1,765	3,481	2,890	315	2,121	5,326
Mai...	2,398	340	1,810	4,548	1,544	297	1,730	3,571	3,798	340	2,320	6,458
Juin ..	2,939	447	1,879	5,265	1,933	334	1,761	4,028	4,973	386	2,275	7,634
Juillet.	3,631	505	1,911	6,047	2,634	396	1,784	4,814	6,944	407	2,482	9,833
Août..	3,449	478	1,826	5,753	2,492	408	1,951	4,851	8,720	460	2,442	11612
Sept..	3,643	377	1,732	5,752	2,748	412	1,843	5,003	7,494	468	2,160	10122
Oct...	3,741	380	1,640	5,761	2,479	388	1,821	4,688	5,174	469	1,893	7,636
Nov...	3,109	349	1,483	4,941	1,935	373	1,641	3,949	3,714	423	2,016	6,153
Déc...	2,297	306	1,580	4,183	1,604	284	1,505	3,393	2,634	352	2,004	3,990
Total.	33,269	4,624	21,139	59032	22,699	4,008	20,782	47489	53,535	4,660	25,982	84177

(1) Consultez sur l'influence des saisons, le chap. XIV de ma statistique de l'état sanitaire et de la mortalité des armées.

DÉCÈS.

	GIBRALTAR, 19 années.				MALTE, 20 années.				ILES IONIENNES, 20 années.			
	POUR maladies aiguës.	POUR maladies chroniques.	POUR maladies chirurgicales.	TOTAL.	POUR maladies aiguës.	POUR maladies chroniques.	POUR maladies chirurgicales.	TOTAL	POUR maladies aiguës.	POUR maladies chroniques.	POUR maladies chirurgicales.	TOTAL.
Janv..	33	40	4	77	36	28	2	66	47	30	5	82
Fév...	43	31	3	77	28	18	3	49	60	32	6	98
Mars..	34	30	2	66	28	19	2	49	41	35	6	82
Avril..	35	31	5	71	30	25	1	56	39	27	5	71
Mai...	23	33	3	59	23	16	7	46	48	25	..	73
Juin..	32	28	3	63	32	19	3	54	42	20	..	62
Juillet.	91	21	2	114	33	19	1	53	108	20	..	128
Août..	41	17	5	63	53	16	1	70	273	16	4	293
Sept..	57	19	2	78	56	11	4	71	257	28	3	288
Oct...	270	26	7	303	64	14	2	80	205	28	6	239
Nov...	209	21	3	233	47	18	2	67	151	25	1	177
Déc...	62	27	3	92	46	23	1	70	79	26	4	109
Total.	309	324	42	1,692	476	226	29	731	1,350	312	40	1,789

On remarquera que ces totaux ne correspondent pas toujours au nombres indiqués précédemment ; il n'a pas toujours été possible de connaître l'époque précise des décès et des admissions ; mais comme cette source d'erreur est commune à tous les mois, les résultats qui établissent leur salubrité relative ne peuvent en être sensiblement affectés.

Il n'y a qu'une légère différence entre les saisons pour les maladies chroniques et les maladies chirurgicales, mais les maladies aiguës qui subissent particulièrement l'influence du climat, sont à Gibraltar et à Malte, deux fois, et dans les îles Ioniennes, trois fois plus nombreuses de juillet à novembre que dans le reste de l'année. Les morts présentent une différence plus forte encore pour Gibraltar et pour les îles Ioniennes. Les rapports des officiers de santé qui ont servi dans la Méditerranée s'accordent à établir que, dès l'apparition du mois de juin, les hôpitaux commencent à s'encombrer. Ce fait ne se manifeste pas accidentellement, comme dans d'autres stations, mais il se produit chaque année, d'une manière invariable ; il est particulièrement sensible dans les îles Ioniennes, où les troupes jouissent pendant une moitié de l'année d'un état sanitaire parfait, tandis que dans l'autre moitié, elles souffrent souvent autant que sous l'influence du séjour aux Indes orientales. Les maladies qui causent l'accroissement rapide des admissions en été sont spécialement les fièvres, d'un caractère plus ou moins grave (1).

Le tableau suivant résume le nombre habituel des malades pendant les divers mois de l'année.

NOMBRE permanent des malades.	GIBRALTAR.	MALTE.	ILES IONIENNES.
En Janvier	108	82	106
Février	110	82	105
Mars	113	81 1/2	114
Avril	123	84 1/2	114
Mai	122	86	128
Juin	132	89 1/2	140
Juillet	141	96	180
Août	146	101 1/2	194
Septembre	149	109	171
Octobre	157	108	161
Novembre	147	101	155
Décembre	115	84	106

(1) On voit que les diverses stations militaires anglaises, placées entre

Ainsi, que l'on considère le nombre des admissions, ou la durée des maladies, l'action pathogénique des divers mois offre la même progression.

la France et l'Algérie, se comportent absolument comme cette dernière, sous le rapport de l'action pathogénique des saisons.

CHAPITRE VII.

Comparaison des maladies et de la mortalité dans l'armée et dans la marine britannique servant dans la Méditerranée.

Nous choisissons pour terme de comparaison de l'état sanitaire de l'armée et de la marine anglaises, le commandement de la Méditerranée comme étant d'un intérêt spécial pour la France, dont l'armée et la marine occupent à peu près les mêmes parages.

Les comptes rendus du département de la marine (*Reports on the health of the navy*) ne comprenant que les sept années antérieures à 1837, alors que ceux de la guerre embrassent les vingt années antérieures à cette date, nous prendrons dans ces dernières, les sept années de 1830 à 1837, qui correspondent à la période d'observation des rapports maritimes. Cette précaution est d'autant plus indispensable que l'état sanitaire des mêmes localités varie souvent d'une manière très-sensible, d'une période à l'autre. Si nous jetons un coup d'œil général sur la marine anglaise dans le commandement de la Méditerranée, nous trouvons, d'après les documents officiels, les chiffres suivants pour l'effectif, les maladies, les décès et les réformes.

(1) Voy. *Statistique de l'état sanitaire des armées*, chap. VII.

ANNÉES.	MARINE.			
	EFFECTIF MOYEN	ADMISSIONS à l'hôpital.	DÉCÈS.	RÉFORMES.
1830	6,572	9,305	66	190
1831	5,714	8,883	70	168
1832	6,734	7,659	81	181
1833	7,836	10,274	102	212
1834	8,745	11,393	97	214
1835	8,888	10,535	112	224
1836	11,316	14,623	89	244
	55,709	72,671	617	1,433
		1,304	11 1/10	25 7/10

Il résulte de là que la proportion annuelle moyenne, sur 1,000 hommes d'effectif dans la marine, est de :

Malades traités. 1,304
Morts. 11,1
Réformés. 25,7

Voici maintenant, sous le même point de vue, les résultats offerts par l'armée de terre (1) :

(1) Consultez l'excellent mémoire de M. le colonel Tulloch, intitulé : *Comparison on the sickness, mortality and prevailing diseases, among seamen and soldiers*. London, 1841.

ANNÉES.	ARMÉE DE TERRE.			
	EFFECTIF MOYEN.	ADMIS à l'hôpital.	DÉCÈS.	RÉFORMES.
1830	10,652	11,593	224	97
1831	8,924	8,740	158	59
1832	8,825	8,833	136	62
1833	8,434	8,597	147	18
1834	8,516	11,475	285	88
1835	8,385	9,328	151	78
1836	8,564	9,213	169	190
	62,300	67,779	1,270	592
		1,088	20 4/10	9 5/10

La moyenne annuelle, sur 1,000 hommes d'effectif, est donc, de

Malades traités.	1088
Décédés.	20,4
Réformés.	9,5

En comparant ces deux résultats, on serait porté à croire que la proportion des malades est beaucoup plus considérable dans la marine que dans l'armée de terre (1304 à 1088).

Cependant, en y regardant de plus près, et en défalquant la part qui revient aux blessures et accidents (*injuries*), toujours plus forte dans la marine, on ne tarde pas à s'apercevoir que l'influence du climat agit d'une manière assez uniforme sur l'état sanitaire, proprement dit, des deux catégories d'hommes, au moins dans le commandement de la Méditerranée. Voici en effet à quel résultat nous conduit la déduction que nous venons de mentionner.

	MARINE.		ARMÉE DE TERRE.	
	ADMIS à l'hôpital.	MORTS.	ADMIS à l'hôpital.	MORTS.
Total des malades........	72,671	617	67,779	1,270
Blessures et accidents à déduire...............	12,415	101	6,685	152
Resté pour maladies proprement dites..........	60,256	516	61,094	1,118
Moyenne sur 1000 hommes.	1,082	9 3/4	981	18

Il résulte de là que 1000 hommes d'effectif présentent la moyenne annuelle suivante :

	Marine.	Armée.
Admis à l'hôpital. .	1082	981
Morts.	9,3	18

C'est-à-dire, que si le nombre des malades de la marine excède légèrement celui de l'armée de terre, en revanche, la proportion des décès est à peu près moitié moindre dans la première que dans celle-ci. Toutefois, il est extrêmement probable que cette disproportion dans la mortalité des deux armées tient, au moins en partie, à la facilité avec laquelle la marine renvoie en Angleterre, avec des congés de convalescence ou de réforme, les malades dont le rétablissement est douteux ou menace de traîner en longueur. On peut se faire une idée de l'influence de cette circonstance, en considérant que la proportion des réformes sur 1,000 hommes d'effectif, a été de :

9,5 dans l'armée de terre et de
25,7 dans la marine.

Le marin peut être renvoyé en Angleterre, dès que cette mesure est jugée convenable au rétablissement de sa santé. Dans l'armée de terre, au contraire, de tels renvois n'ont guère eu lieu autrefois que deux ou trois fois dans l'année, d'où il résulte que souvent des militaires malades ont succombé, alors qu'un changement de climat eût assuré leur salut. Dans ces derniers temps, de nouvelles dispositions ont été prises pour assurer aux troupes de terre, le bénéfice d'une mesure dont la marine avait seule joui pendant longtemps.

Il est une autre circonstance qui tend à diminuer la mortalité dans la marine anglaise ; en effet, dans l'armée de terre, les engagements sont illimités ou à vie (*for life*), et la durée moyenne du service y est de 20 à 25 ans ; le marin, au contraire, ne s'engage que pour la période de commission d'un navire, dont la durée n'excède presque jamais 3 ou 4 ans ; après ce laps de temps, il est congédié et ne peut contracter de nouvel engagement sans subir une nouvelle visite médicale, qui rejette tout homme malade ou disposé à l'être. Pour qu'il y eût parité entre les deux armes, il faudrait que, dans l'armée de terre, on procédât, tous les trois ou quatre ans, à la réforme de tout individu dont la constitution serait tant soit peu détériorée, mesure, dit M. Tulloch, qui aurait pour résultat certain de diminuer considérablement la mortalité.

L'expérience des compagnies d'assurance (*Insurance companies*) démontre clairement toutes les garanties offertes par une visite médicale récente. On a vu de ces compagnies nouvelles, établies et composées de 200 à 300 membres, ne pas éprouver un seul décès pendant un an, souvent même pendant deux ans, circonstance qui ne se présente jamais dans une compagnie de même nombre d'individus, mais opérant depuis longtemps.

Enfin, on sait la grande influence de l'âge sur les chances de la mortalité; malheureusement, les documents de la marine ne donnent aucun renseignement sur l'âge des marins. Quoi qu'il en soit, il est extrêmement probable que, parmi les hommes engagés seulement pour une très-courte période, il y a beaucoup moins d'individus d'un âge avancé que dans l'armée où les engagements sont à vie (*for life*). Si, de ces considérations générales, nous passons à l'examen des maladies qui, dans chacune des deux armes, motivent l'admission à l'hôpital ou deviennent cause de décès, nous observons les résultats suivants :

MALADIES.	MARINE.		ARMÉE.	
	EFFECTIF GÉNÉRAL. 55,709 h.		EFFECTIF GÉNÉRAL. 62,300 h.	
	Admis.	Morts.	Admis.	Morts.
Fièvres	4,677	84	13,175	231
— éruptives	401	8	58	3
Maladies du poumon	13,514	177	8,955	405
— du foie	547	16	972	55
— gastro-intestinales	8,649	52	11,737	157
Choléra épidémique	96	22	459	131
Maladies du cerveau	958	52	656	67
Hydropisies	73	9	112	24
Rhumatismes	3,560	8	2,740	4
Syphilis	2,771		1,522	4
Gonorhée	1,451		2,254	..
Ulcères	3,969	6	3,508	..
Erysipèle	531	15	137	4
Maladies autres	19,059	67	14,811	53
Total	60,256	516	61,094	1,113

Ces chiffres donnent sur un effectif de 1000 hommes, lès proportions suivantes :

MALADIES.	PROPORTION SUR 1,000 HOMMES.			
	ADMIS.		MORTS.	
	Marine.	Armée.	Marine.	Armée.
Fièvres	84	211	1·5	3·7
— éruptives	7	1	·14	05
Maladies du poumon	243	144	3·2	6·5
— du foie	10	16	·3	6
— de l'estomac et des intestins	158	188	·9	2·5
Choléra	2	7	·4	2·1
Maladies du cerveau	17	11	·9	1·1
Hydropisies	1	2	·2	·4
Rhumatismes	64	44	·14	·07
Syphilis	50	24	..	07
Gonorhée	26	36	..	..
Ulcères	71	57	·1	..
Erysipèle	10	2	3	07
Autres maladies	352	238	12	·9
Total.	1,032	981	9·3	18·06

Ce tableau met en évidence la part qu'a prise chacune des maladies, soit dans les admissions, soit dans la mortalité des deux armes.

Nnus allons maintenant passer en revue chacune des catégories de maladies en particulier.

FIÈVRES.

Les maladies appartenant à cette classe nosologique sont réparties comme il suit :

	MARINE.		ARMÉE.	
	EFFECTIF GÉNÉRAL. 55,709 h.		EFFECTIF GÉNÉRAL. 62,300	
	Admis.	Morts.	Admis.	Morts.
Fièvres intermittentes....	337	6	2,558	5
— rémittentes,......	538	10	2,486	144
— continues........	3,787	68	8,103	72
— typhus...........			26	10
Total..........	4,977	84	13,173	231·
Moyenne annuelle sur 1000 h.	84	1·5	211·	3·7·

On voit d'après ce tableau que cette classe de maladies fait deux fois plus de ravages parmi les militaires que parmi les marins, ce qui tient en partie à ce que la marine a généralement fort peu stationné aux îles Ioniennes dans lesquelles la majeure partie des fièvres ont été contractées par l'armée de terre. L'identité de rapports entre les décès et les admissions dans les deux armes n'est pas moins remarquable ; ce rapport est, dans la marine, de 1 décès sur 56 malades, et de 1 sur 57 dans l'armée de terre.

FIEVRES ÉRUPTIVES.

Ces maladies ont sévi dans une plus forte proportion parmi les marins que parmi les troupes de terre, ce qui semble tenir en partie à ce que parmi les premiers se trouve un grand nombre d'individus d'un âge qui favorise ce genre d'affection, et d'autre part, à ce que les maladies contagieuses, une fois déclarées à bord d'un navire, se communiquent avec beaucoup plus de facilité qu'à terre. Le tableau suivant fera voir la différence de ces deux maladies, dans les deux armées.

	MARINE.		ARMÉE.	
	Effectif de 55,709 hommes.		Effectif de 62,300 hommes.	
	Admis.	Morts.	Admis.	Morts.
Variole	111	6	12	2
Vaccine	203	·	3	··
Varicelle	7	·	1	··
Rougeole	65	1	23	..
Scarlatine	15	1	19	1
Total	401	8	58	3
Proportion sur 1000	7·	·14	·9	·05

La différence de proportion des vaccinés dans les deux armes, résulte de ce que, dans l'armée, tout individu qui ne présente pas de traces bien évidentes de vaccination, au moment de son engagement, est immédiatement vacciné au dépôt de recrutement et ne figure point par conséquent parmi les compagnies de service (*service companies*). Dans la marine, au contraire, la vaccination s'opère à bord des navires, après l'engagement.

La variole s'est manifestée principalement sur quatre vaisseaux en station dans le Tage et à Malte, où la maladie régnait à terre; mais on voit qu'elle a été peu grave à bord de ces navires, puisque la mortalité n'a été que d'un décès sur 18 hommes atteints.

MALADIES DE L'APPAREIL RESPIRATOIRE.

Le tableau suivant montre que les maladies de cette classe ont été deux fois plus nombreuses dans la marine que dans l'armée de terre, mais qu'en revanche la mortalité a étémoindre dans la première que dans celle-ci.

	MARINE.		ARMÉE.	
	Effectif général 55,709 h.		Effectif général 62,500 h.	
	Malades.	Morts.	Admis.	Morts.
Pneumonie etpleurésie . .	1,742	54	1,667	71
Hémoptysie	117	3	171	7
Phthisie	285	105	417	272
Catarrhe. . . , ...	11,257	12	6,586	52
Asthme et dyspnée	103	3	112	3
Total	13,514	177	8,958	405
Moyenne sur 1000 homm.	243	3·2	144·	6·5

On voit que les diverses maladies de cette catégorie, à l'exception du catharre et de la phthisie pulmonaire, ont régné d'une manière égale dans les deux armes ; toutefois la mortalité causée par ces deux dernières affections a été moindre dans la marine que dans l'armée de terre, et cette différence est attribuée par M. Tulloch à la facilité avec laquelle des congés de réforme sont accordés aux marins malades.

La proportion de 5,1 phthisiques sur 1000 marins semble

dénoter que le séjour à bord dans la Méditerranée n'est guère de nature à retarder la manifestation de la phthisie chez ceux qui y sont prédisposés. Cette proportion est en effet plus forte que celle des phthisiques de la population civile en Angleterre. En ce qui concerne la faible mortalité des phthisiques (1 sur 3) parmi les marins, l'auteur même des rapports officiels sur la marine, le Dr Wilson fait observer, que cette seule proportion dénote une erreur évidente dans le diagnostique.

Les officiers de santé de l'armée ayant cru remarquer que les phthisiques renvoyés des divers postes de la Méditerranée arrivaient souvent en Angleterre dans un état très-satisfaisant, sont aujourd'hui dans l'habitude de recourir à ce moyen hygiénique. Il résulte de là que tandis que les médecins anglais envoient leurs phthisiques à Malte, les chirurgiens militaires envoient les leurs en Angleterre. Si ce double moyen était généralement suivi de bons résultats, il serait permis de les attribuer non-seulement à la navigation, mais spécialement à la soustraction des malades à la pernicieuse influence de l'air confiné.

La proportion plus grande des marins atteints de catarrhe semble dépendre des exigences spéciales de leur service. En effet, en mer la moitié de l'équipage est toujours sur le pont et y reste quatre heures chaque fois, en sorte qu'au milieu de la nuit, les hommes doivent quitter leur lit brusquement, passer du chaud au froid et subir d'une manière incessante toutes les vicissitudes de température. Dans l'armée au contraire, le soldat anglais n'est de garde que tous les trois ou quatre jours, et il ne reste en faction chaque fois que pendant deux heures, période pendant laquelle il est assez généralement bien garanti contre l'inclémence du temps.

MALADIES DU FOIE.

	MARINE.		ARMÉE.	
	Effectif de 53,709 hommes.		Effectif de 62,300 hommes.	
	Admis.	Morts.	Admis.	Morts.
Hépatite	403	12	722	29
Ictère.	144	4	250	6
Tota	547	16	972	33
Moyenne sur 1000	10·	·3	16	·6

On voit d'après le tableau qui précède que les maladies de cette catégorie sont beaucoup moins fréquentes et moins funestes dans la marine que dans l'armée, ce qui n'a rien de surprenant, si l'on considère combien les maladies endémiques du foie semblent se rattacher sous le rapport de leur origine à certaines qualités du sol.

MALADIES GASTRO-INTESTINALES.

Le tableau suivant résume les admissions et les décès qui ont eu pour cause les maladies de cette catégorie.

	MARINE.		ARMÉE.	
	Effectif de 55,709 hommes.		Effectif de 62,300 hommes.	
	Admis.	Morts.	Admis.	Morts.
Inflammation de l'estomac, des intestins et du péritoine	142	13	105	21
Dyssenterie.	742	18	2,308	108
Indigestion.	1,004	2	441	4
Hématémèse	18	1	25	3
Diarrhée	4,351	8	5,632	15
Choléra-morbus	306	4	1,056	4
Colique	966	4	1,496	2
Constipation	1,120	2	427	.
Total.	8,649	52	11,757	157
Moyenne sur 1000 h. d'eff.	155	·9	188	2·5

On voit que ces maladies sont infiniment plus rares dans la marine que dans l'armée de terre, circonstance qu'il est permis d'attribuer à ce que la première échappe en grande partie à l'influence marécageuse du sol. Cette rareté relative des maladies intestinales parmi les marins est loin d'appartenir exclusivement à la Méditerranée ; ainsi, aux Antilles et dans les stations de l'Amérique du Nord, on ne compte que 12 dyssentériques sur 1,000 marins, et la proportion annuelle des décès causés par cette maladie n'est que de 3 sur 1,000, tandis que l'armée compte aux Antilles annuellement 163 dyssentériques et 3 décès par dyssenterie sur 1,000 hommes d'effectif.

CHOLÉRA ÉPIDÉMIQUE.

MARINE.		ARMÉE.	
EFFECTIF DE 55,709 HOMMES.		EFFECTIF DE 62,300 HOMMES.	
Admis.	Morts.	Admis.	Morts.
96.	22	459	131.

La facilité avec laquelle les navires peuvent s'éloigner des localités dans lesquelles règne le choléra a dû contribuer considérablement à rendre cette maladie plus rare parmi les marins, d'autant que ces derniers n'en ont été atteints que dans les ports ou dans le voisinage immédiat de la terre, et que les ravages du choléra ont toujours été enrayés par le séjour en pleine mer.

MALADIES DU CERVEAU.

	MARINE. Effectif de 55,709 hommes.		ARMÉE. Effectif de 62,300 hommes.	
	Admis.	Morts.	Admis.	Morts.
Inflammation du cerveau. .	20	4	9	3
Apoplexie.	51	37	44	17
Paralysie	35	1	62	6
Hydrencéphalie	1	1	1	1
Céphalalgie et vertiges. . .	516	2	56	1
Epilepsie	201	1	176	2
Délire.	32	. .	42	3
Fièvre avec délire.	24	. .	70	4
Coup de soleil	14	. .	. .	. .
Ebriété.	64	6	196	30
Total	958	52	656	67
Proportion sur 1,000 hom.	17	·9	11	1·1

En retranchant les maladies qualifiées de *céphalalgie et vertiges*, on trouve la proportion des maladies de cette catégorie la même dans l'armée de terre que dans la marine.

Pour ce qui regarde l'ébriété, on comprend que l'avantage dont jouit la marine peut être légitimement attribué à la difficulté avec laquelle les hommes de cette arme se procurent des boissons spiritueuses.

C'est peut-être ici le lieu de rappeler que deux suicides seulement ont été signalés dans la marine, tandis que le nombre des suicides a été de vingt dans l'armée de terre.

HYDROPISIES.

Cette classe de maladies a sévi avec beaucoup moins d'intensité dans la marine que dans l'armée, ce qui n'a rien de surprenant si l'on considère que les hydropisies se lient le plus ordinairement au séjour des troupes dans des lieux marécageux.

	MARINE.		ARMÉE.	
	Effectif de 55,709 hommes.		Effectif de 62,500 hommes.	
	Admis.	Morts.	Admis.	Morts.
Anasarque	47	1	60	13
Ascite	18	4	46	5
Hydro-thorax	8	4	6	6
Total	73	9	112	24
Moyenne sur 1,000 homm.	1	.2	·2	·4

Enfin, il nous reste à examiner quelques maladies indiquées dans le tableau suivant, et qu'il serait impossible de comprendre sous une des dénominations génériques qui précèdent.

	MARINE.		ARMÉE.	
	Effectif de 55,709 hommes.		Effectif de 62,500 hommes.	
	Admis.	Morts.	Admis.	Morts.
Rhumatisme	3,560	8	2,740	4
Syphilis	2,771	..	1,522	4
Gonorhée	1,451	..	2,251	..
Ulcères	3,979	6	3,508	..
Erysipèle	531	15	137	4

Le rhumatisme s'est montré beaucoup plus fréquent dans la marine que dans l'armée, circonstance qu'il est permis de rapporter aux causes déjà signalées plus haut à l'occasion des affections catarrhales. Bien que les maladies vénériennes prises en masse aient atteint la même proportion d'individus dans les deux armes, néanmoins les écoulements blennorrhagiques ont été moins fréquents dans la marine, différence que M. Tulloch attribue à ce que les marins ont peu stationné dans les îles Ioniennes où cette forme pathologique est prédominante. On remarque aussi la fréquence comparative de l'érysipèle dans la marine, fréquence dont la cause est encore entourée d'obscurité.

Le scorbut qui faisait autrefois de grands ravages parmi les armées, et surtout dans la marine, semble avoir à peu près complétement disparu, résultat dû à peu près complétement aux progrès de l'hygiène.

www.ingramcontent.com/pod-product-compliance
Ingram Content Group UK Ltd.
Pitfield, Milton Keynes, MK11 3LW, UK
UKHW020124200726
13856UKWH00002B/716